くつがえった
腰痛の常識

痛みの正体を知れば、腰痛は治せる

大嶋大輔 Daisuke Ohshima

現代書林

はじめに

私は小学生のころ野球に打ち込んでいましたが、8歳のとき練習で大腿骨を折り、針金を骨に3本通すという手術を受けます。それ以降も生傷は絶えることがなく、近隣の整形外科や接骨院ではすっかり「常連」でした。

その私が現在、接骨院で多くの方の体を見ているのですから人生は面白い。

この道に進んだきっかけは高校2年生のときに訪れます。

友人の誘いで通い始めたボクシングジムで出会ったトレーナーから、体をケアする仕事への関心が呼び覚まされたのです。

その方からは、スポーツ選手の体と心をケアする仕事の素晴らしさを教えてもらい、そして、「自分も将来はこういう仕事をしたい」と思うようになりました。

その後、柔道整復師養成学校で国家資格を取得した私は、２００４年４月に、幼少期からの地元である埼玉県蓮田市に「おおしま接骨院」を開業。

開業にあたっては「治すこと」を目標としました。

接骨院なのだから「治すこと」は当たり前だと思われるかもしれません。

しかし、巷の整形外科や接骨院、指圧院や鍼灸院など、さまざまな治療施設で治らない症状があるのもまた事実です。特に痛みやシビレなどの症状には治りにくいものが多く、何軒もの施設を巡り歩いている人も少なくないでしょう。

もちろん、医療従事者の側も治したくないわけではないのです。

しかし、これまでのやり方では治せない。

私自身、開業までにいろいろな病院、接骨院に勤務してたくさんの患者さんを施術しましたが、そこで行われている、今も昔も変わらない旧態依然とした治療法には疑問を抱いてきました。

批判めいたことは言いたくないのですが、痛みやシビレの治療においては、あまり成果の出ない治療法が漫然と使われていることも多いのです。

そこで、私自身が開業するときには「治す」ことにこだわりたいと思い、患者さんにとって少しでも良い施術法はないかと模索してきました。

その結果、たどり着いたのが現在の施術法です。

この施術法に至る過程で鍵となったのは、「痛みとは何か」ということの理解でした。おかしな話だと思われるでしょうが、実は痛みを相手にする医療従事者のなかにも、そこを理解していない方がたくさんいます。

痛みの研究は日進月歩の分野であり、専門家であっても古い情報しか知らないということがありえます。また、毎日の治療が忙しかったりして、最新の情報を追えない方もいるでしょう。若輩の私がそこを指摘するのは心苦しいのですが、特に日本ではそのような傾向が見られるようです。

私自身も勉強不足で完全に理解しているとは言い難いですが、いったんそこを理解し始めると、それまで改善することができなかった患者さんの痛みをどうにかできるようになってきました。そして、改善する痛みはもっと早く改善するようになりました。

こうした治療法を試行錯誤しながら確立していく過程で、石川県の加茂整形外科医院の加茂淳先生やＴＭＳジャパンの長谷川淳史先生など、多くの先生方の書籍に出会い、そのおかげでここまでくることができました。

また、日本における痛み研究の第一人者である熊澤孝朗先生の著書など数々の良書に出会えたことも大きかったと思います。

彼ら先達の導きなくして、今の私の施術はありません。

さて、本書では多くのページを「痛みとは何か」ということの説明に割いています。

なぜなら、痛みを抱える方がそれを知り、理解すると、痛みが和らいだり消えてしまったりすることがあるからです。

信じられないかもしれませんが本当です。

現に私の接骨院では、「痛みとは何か」ということを理解した患者さんの多くが、ただそれだけで痛みの改善をみています。これは奇跡や魔法のたぐいではなく、その背景には科学的な根拠があります。

その「痛みとは何か」という説明は、なるべく分かりやすく平易な言葉で書いたつもりですが、どうしても専門的な医学用語を避けられない箇所もありました。

そういったところではつい「難しい！」と身構えてしまうかもしれません。しかし、繰り返し、噛み締めるように読んでいただくと必ず理解できます。そして、きちんと理解できると痛みが変化します。少なくともその可能性が開けます。

その意味で、本書は「読むクスリ」を目指しました。

ただし、痛みの背景には、重篤な病気が隠れている可能性も否定できません。お医者さんの適切な判断を必要とする場合があることは、忘れないでください。

この本をきっかけに、読者の方々が痛みについて考えていただければ、それに勝る喜びはありません。ぜひ、「痛みとは何か」を知り、その改善の助けとしてください。

最後に、私の考えに共鳴し、本書の出版にご尽力いただいた現代書林の皆さんに、心からの感謝を送らせていただきます。

大嶋大輔

２０１９年　初夏

プロローグ

腰痛の正体に迫る

「痛みのしくみ」が分かれば腰痛は楽に

第1章

腰痛はなぜ治りにくいのか

ここまで分かった「痛みのしくみ」

第2章

痛みの「過去の常識」を捨てよう！

痛みの治療は正しい知識から

第3章 痛みをすみやかに緩和する施術法

筋肉と皮膚を中心としたアプローチ

第4章

「痛みの知識」のアップデート

レッドフラッグ、グリーンライト、イエローフラッグとは

第5章

筋肉が原因となっている痛みへの対処法

痛みを治すための考え方からセルフケアまで

プロローグ

腰痛の正体に迫る

「痛みのしくみ」が分かれば腰痛は楽に

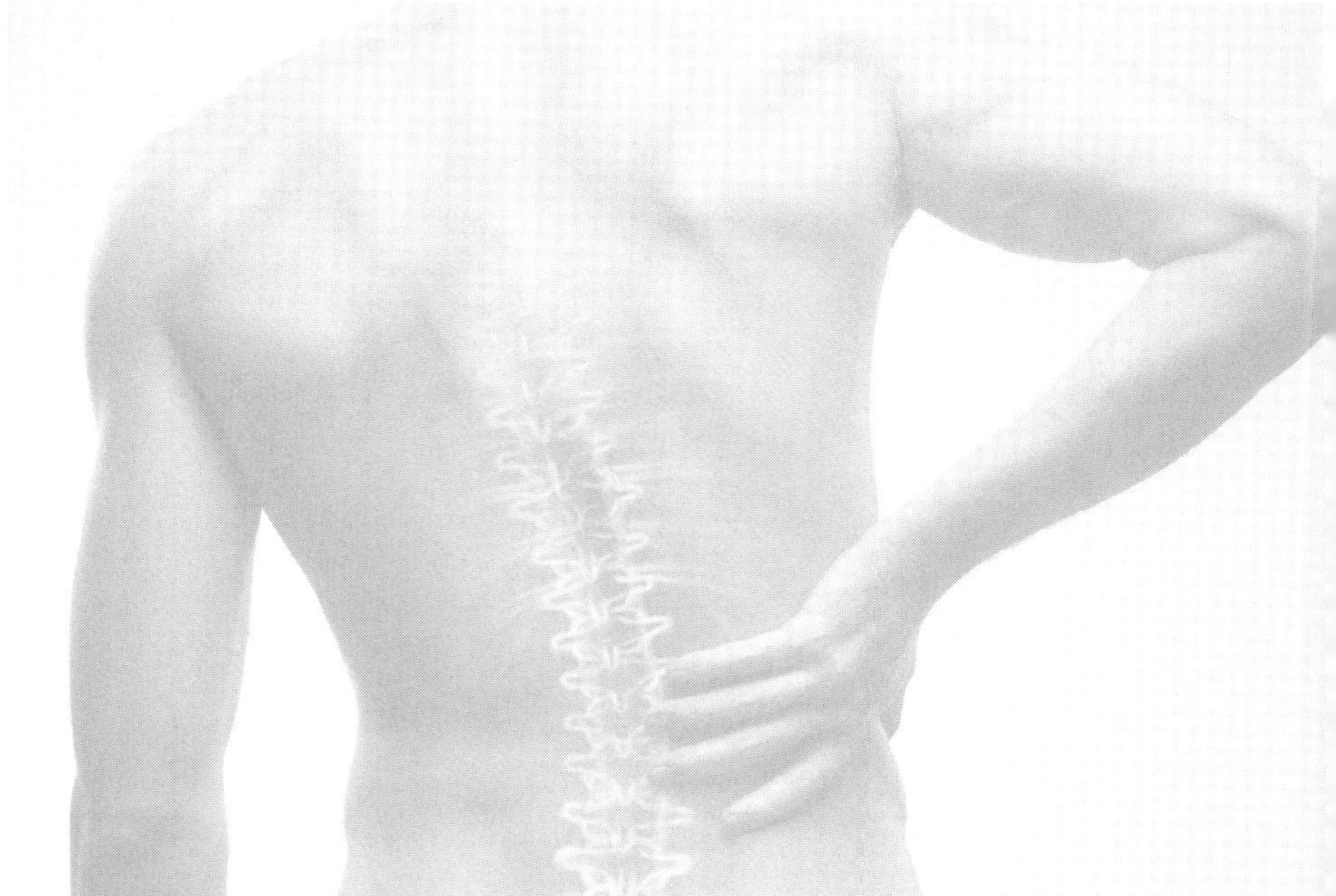

腰痛は社会に大きな損失をもたらす

厚生労働省が実施した国民生活基礎調査によると、腰痛は日本人の自覚症状の第1位であり、統計開始から30年間で約160パーセントも増加しているそうです。

当然、これは国民医療費の増加につながります。

順天堂大学の伊藤弘明氏の試算では、職場で発症した腰痛（職業性腰痛）の直接医療費は、2011年度で821億円にものぼるそうです。これは医療費だけの話ですから、腰痛で仕事を休んだり辞めたりしたことによる労働生産力の損失まで含めると、大変な金額となるでしょう。

つまり、腰痛は個人的な問題というだけでなく、大変な社会的損失にもなっているということです。

一方、アメリカやヨーロッパも同様の問題を抱えています。

たとえば、アメリカの労働人口の約2パーセントは腰痛のために毎年補償を受けていて、腰痛の社会的コストは年間で200～500億ドル（約2～6兆円）に達するといわれて

痛みに苦しむ人は増えている

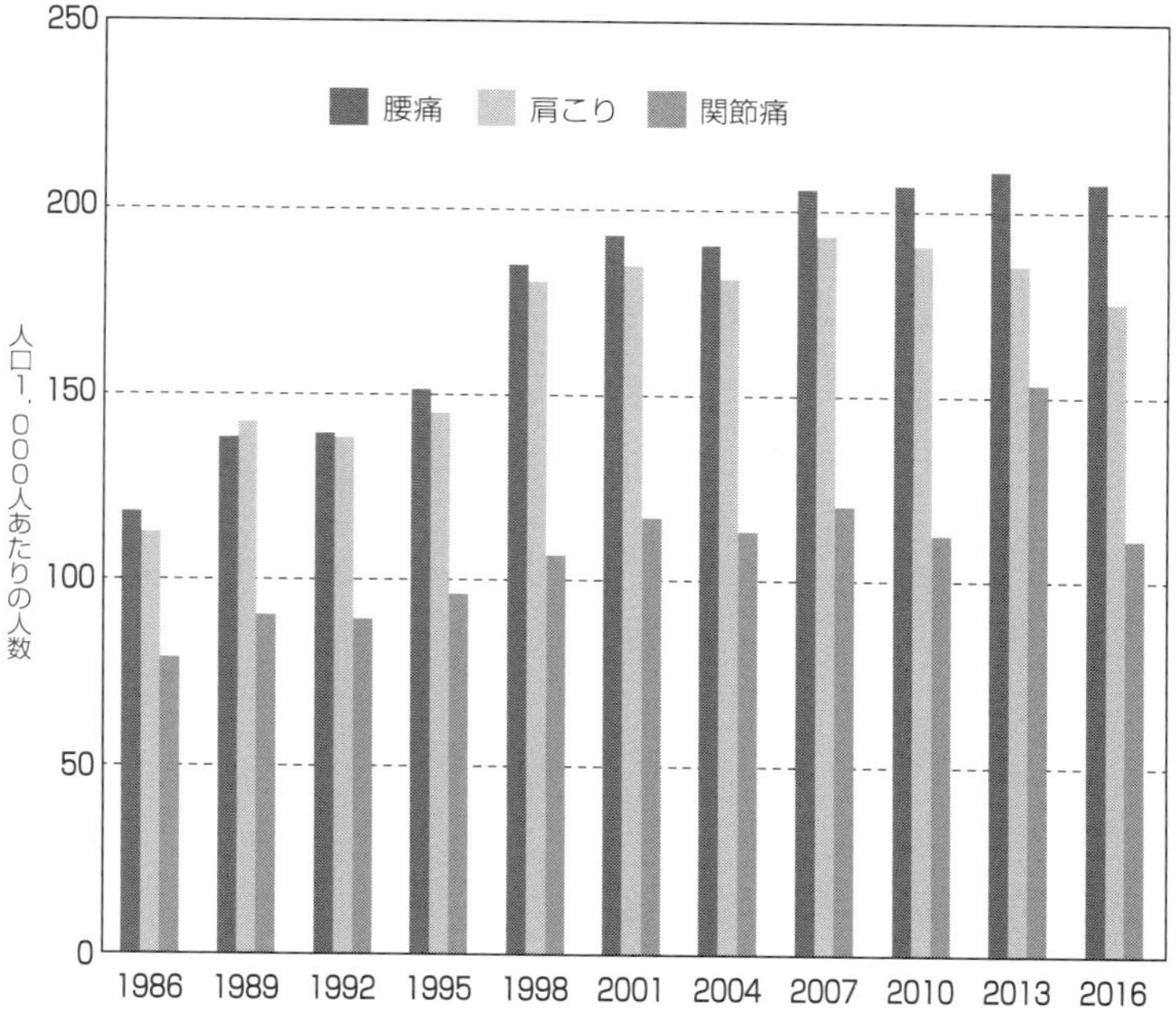

＊厚生労働統計協会編『国民衛生の動向』1987～2017（2016年は熊本県を除いたもの）

います。また、別の試算では、年間800億ドル（約8兆円）の労働生産力が腰痛のために失われているのだとか。これもまた途方もない金額です。

医学が発達しているはずの現代で、このように腰痛の患者が年々増加傾向にあるのはなぜでしょうか？

腰痛と就労障害、社会保障給付との関係について述べた『Back

Pain, Incapacity for Work, and Social Security Benefits』という本には、1970年ごろから腰痛による就労障害が各国で増えているが、それは医学的な意味での流行ではない、と述べられています。

腰痛は大きな社会問題になっているけれど、本当には増えていないということです。

さらに、この本の著者は、腰痛患者が増加したように見えるのは、社会や医学界、個人の腰痛に対する反応の仕方が変わったことに原因があると説明します。一言で言えば、腰痛についてアレコレ騒ぎすぎて、腰痛が増えたように見えるということでしょうか。

ケガがなくてもケガがあるように痛む？

ただ、そうはいわれても、痛いものは痛い。

腰が痛いと感じるのなら、それを腰痛と考えるのは当然のこと。痛みというのは個人的な体験であり、その痛みを他人が客観的に測る方法はありませんから、その人が「痛い」と言うなら痛みは確かに存在していると考えるべきでしょう。

しかし、その痛みには実体が伴わないことがあり、それは、国際疼痛学会による痛みの定義にも記されています。

「痛みとは、不快な感覚性・情動性の体験であり、それには組織損傷を伴うものと、そのような損傷があるように表現されるものがある」

この定義には痛みというものを理解する重要なヒントが示されています。

まず、ポイントとなるのが「感覚性・情動性の体験」。痛みというものが、私たちの感情（情動）と深く結びついていることは誰もが体験しています。痛みがあると、それを不安に思ったり怒りを感じたりするものだし、痛みが長く続くと気分が沈んでしまいます。

また、慢性的な痛みがある人でも、気分がいいときは痛みが軽くなっていることがあります。つまり、痛みと感情は深く結びついているわけで、これが「感覚性・情動性の体験」ということです。

一方、後半の「それには組織損傷を伴うものと、そのような損傷があるように表現されるものがある」という記述は少し分かりにくい表現ですが、そう難しいことを述べているわけではありません。

ここにいう「組織損傷を伴うもの」というのは、たとえばケガの痛みです。ケガ（組織損傷）があると、そこを守る必要性から、体は警告信号としての痛みを発します。これが組織損傷を伴う痛みです。

ところが、それとは別に、「そのような損傷があるように表現されるものがある」ところの定義はいいます。つまり、実際にはケガはないけれど、まるでケガをしているように痛むことがある、ということです。

この本の読者には、痛みがあるのに病院では「異常なし」と言われ、どんな治療を受けても治らない痛みを抱えている人がいるかもしれません。それこそがまさに、この定義の中で「そのような損傷があるように表現されるものがある」と記されている痛みでしょう。

存在しない損傷（＝ケガ）は治せない

国民生活基礎調査の統計では、腰痛以外に肩こりや手足の関節の痛みといった「痛みの症状」も上位にきており、それらの痛みについても同様に、国際疼痛学会による痛みの定義があてはまります。つまり、腰や肩や手足に損傷はないけれど、まるで損傷しているように痛むことがあるということです。

そういう人の多くは病院や接骨院に行っても、なかなか痛みが完治しません。そして、いくつかの病院や治療院を巡り歩き、最後には「この痛みは取れないのだ」と諦めてしまいます。この本の読者にもそういう方がいるでしょうか。

そういう痛みが治りにくいのには理由があります。

整形外科で扱うような痛みを治療する場合、一般的にはその痛みの原因となっている損傷があると仮定して、それを改善しようとしますが、実はその損傷がないのだとすれば、そこをアレコレすることはできません。もしくは、何らかの損傷があったとしても、それが痛みの原因でないとすれば、そこをアレコレしても痛みが取れることはありません。

ところが、医療機関などでは治療と称し、その仮定の損傷に対してアレコレしています。これは、まったく的外れな治療だといえるでしょう。

どうしてこういうことになってしまうのか？

それは、日本で医療に携わる人々が、痛みについての最新の知識を知らないからです。これは、私が言っているのではなく、名古屋大学名誉教授の熊澤孝朗氏など日本における痛み治療の第一人者の先生方が口を揃えて主張していることです。

そして、そのような先生方は口を揃えて「損傷モデルを捨てよ」と言います。

「痛みの原因は神経の圧迫」って本当？

ここでいう損傷モデルとは、「関節の変形や神経の圧迫が痛みの原因」とする考え方のこと。たとえば、皆さんはこういう説明を医師から受けたり、テレビや本で目にしたりすることがあるでしょう。

「痛みの原因は神経の圧迫です」
「軟骨が磨り減っていて痛みの原因になっています」
「この痛みは椎間板がつぶれているからです」
「腰椎にすべりや分離があると痛みを生じます」

また、骨格の歪みや骨盤の歪みを痛みの原因とすることも、ある種の損傷モデルです。

「背骨や骨盤の歪みがあるから痛いんです」
「仙腸関節のズレこそが痛みの原因です」
「腹筋と背筋が弱いと腰痛が再発します」

どれもこれも、うっかり納得しそうな説明ですが、しかし、これは真実でしょうか？

痛みに関する最先端の研究では、これらの損傷モデル的な説明はまったく的外れだということが分かっています。

「痛みのしくみ」が分かれば、それだけで痛みが軽くなる

1995年に「Spine」という学術誌に発表された論文には、腰痛を訴えている腰椎椎間板ヘルニアと診断された患者46名と、腰痛のない健康な人46名の腰部をMRI撮影した結果が発表されています。

それによると、腰痛のない健康な人の76パーセントに椎間板が後方に突出した椎間板ヘルニアの状態が存在し、85パーセントに椎間板の変形などを伴う椎間板変性の状態が存在していました。つまり、椎間板ヘルニアや椎間板変性といった損傷と痛みとの間には必ずしも因果関係は成立しないということです。

これは、国際腰痛学会においてノーベル賞にあたる、「ボルボ賞」を受賞した有名な研究であり、このなかでは、「心理的な問題や社会的な問題が腰痛を引き起こす危険因子となりうる」とも述べられています。つまり、損傷が痛みの原因になることはある

けれど、損傷があれば必ず痛みを引き起こすわけではなく、心理的・社会的な問題が痛みを引き起こすこともあるということです。

特に、どこへ行っても治らないような痛みほど、そのような問題が背景にあることが多いといえます。

腰痛だけでなく、肩や首や膝の痛みなどについても同じことが言え、この事実から発展してきた新しい痛みの考え方は「生物心理社会的モデル」と呼ばれています。

現在は、これまでの損傷モデルから生物心理社会的モデルへ移行しているところであり、これから、この考え方は広く普及していくことになるでしょう。

本書では、生物心理社会的モデルという新しく知られるようになった「痛みのしくみ」と、それに基づく「最先端の痛みの治療」のあり方を皆さんにご紹介します。

「最先端の痛みの治療」とは、体の損傷だけではなく、その人の心理面や社会的な立場などまで含めた全体をとらえる全人的治療であり、ヨーロッパをはじめとする先進諸国ではすでにそのようなアプローチによる痛み治療が広く実践されつつあります。

日本は少しその流れに乗り遅れていますが、それでも、一部の病院や接骨院などで「最先端の痛みの治療」が行われています。私の接骨院では私一人で受付から施術まですべてをやっていることもあり、満足な施術が提供できているとは言い難いですが、思い込みの修正や運動、徒手療法、催眠療法などで対応しています。

この本では、「痛みのしくみ」を詳しくご紹介していますが、それは、痛みについての知識を最新のものにアップデート（更新）するだけで痛みが軽くなる人がいるからです。信じられないかもしれませんが、本当です。

「痛みのしくみ」を理解して痛みに対する認識が変われば、それだけで痛みが軽くなるかもしれません。心と痛みは相互に関係しているので、そういうことが起こります。その意味で本書は「読む薬」であるといえます。

私の接骨院では、痛みの知識を正しく理解していただくことで治療の半分が達成されると考えており、そこに施術が加わることですみやかな改善がなされます。しかし、本当はその施術も必要ないかもしれません。多くの痛みは自分自身で治せますし、事実、なかには話をしただけで回復していく患者さんもいます。痛みについての正しい知識はそれほど重要なのです。

次章ではまず、痛みとは何か、その改善のためにどうアプローチしていくべきか、という基本のところからご説明しましょう。

「腰痛の正体」のポイント

- 多くの場合、関節の変形や神経の圧迫は痛みの原因ではありません。
- 心理的な問題や社会的な問題が腰痛を引き起こすことがあります。
- 痛みの理論は「損傷モデル」から「生物心理社会的モデル」へ移行しつつあります。
- 「痛みのしくみ」が分かれば、それだけで痛みが軽くなることがあります。

第1章

腰痛はなぜ治りにくいのか

ここまで分かった「痛みのしくみ」

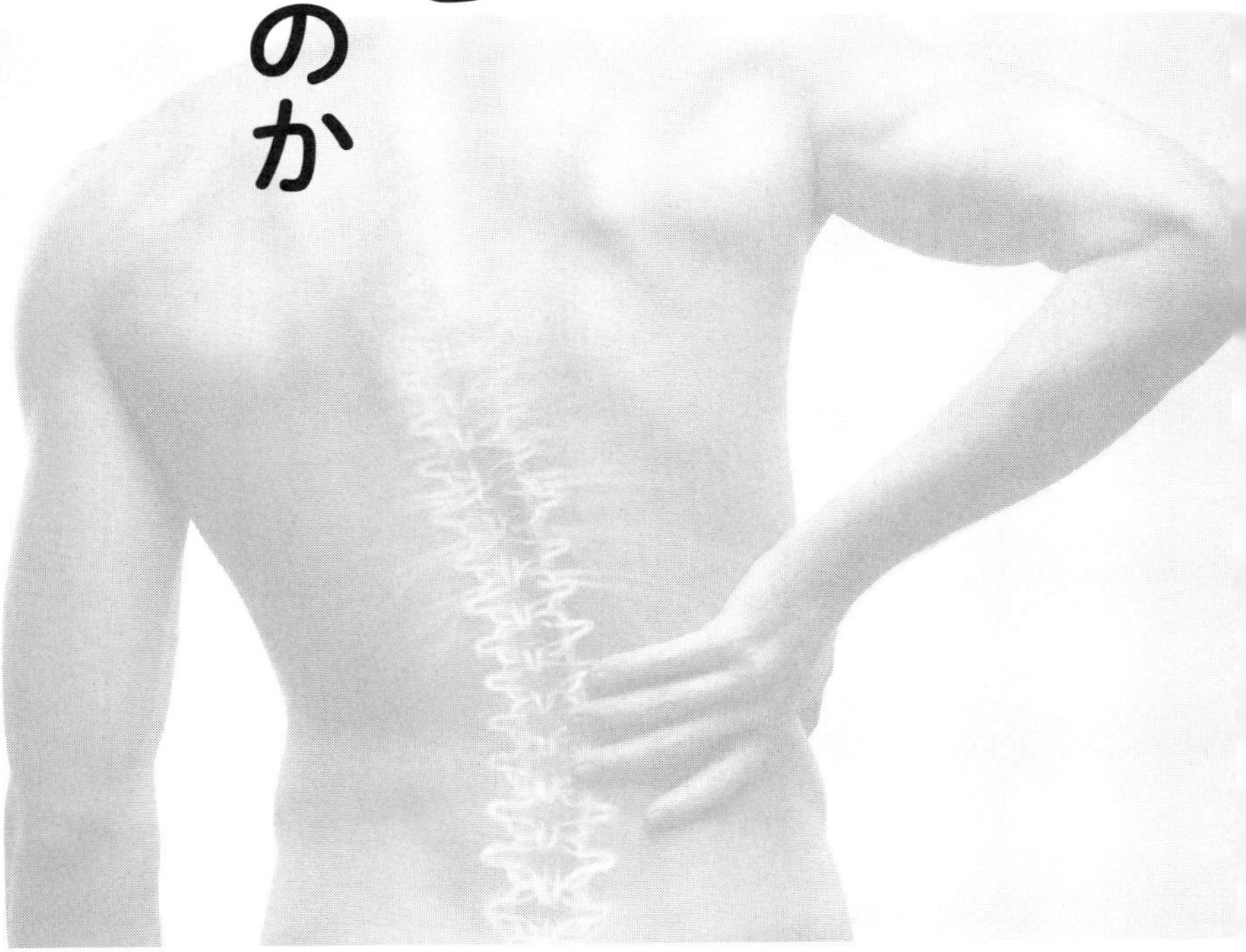

「痛みのしくみ」そのものが痛みを起こす

ここでは、「痛みとはどういうものか」ということを考えてみましょう。

一般に、痛みには「急性痛」と「慢性痛」があるといわれますが、最近ではそのような分け方が適切なのかどうか議論されています。

まず、急性痛についていえば、これは正常な痛みのことです。体のどこかに損傷などの問題が生じると、痛みのセンサーが反応して、その信号が脳へ届いて痛みを感じる。

この痛みは体を守るために必要なもので、火事を知らせる火災報知器のサイレンのようなものです。火災が鎮まるとサイレンが止まるように、原因となっている体の問題が解消されると、警告信号としての痛みも消えていきます。これは、従来の損傷モデルで説明できる痛みです。

一方、慢性痛については、急性痛が長引いたものとこれまで考えられてきましたが、損傷が治癒しているのに痛み続けたり、もともと問題がないのに痛んだりといったケースが数多く見られることから、急性痛と同じしくみではとらえられないことが分かってきました。これは、損傷モデルでは説明できない痛みです。

何の問題もないのに痛むというのは、火災が起きていないのに火災報知器のサイレンがなり続けているようなもの。つまり、痛みのしくみ（＝火災報知器のしくみ）に何らかの問題が生じているということであり、これ自体が一つの病気といえます。

痛み研究の第一人者である熊澤孝朗氏は、これを「慢性痛症」という痛みの病気であると述べています。また、その原因を「痛みの神経系（痛み系）の歪み」であると説明しています。

つまり、損傷などの原因があって痛いのではなく、痛みのしくみ（痛みの神経系）そのものが変化を起こして痛みになっている、ということです。

どこへ行っても治らない痛みの多くはこの種のものでしょう。

急性痛が長引くと「痛みのしくみ」が変化する

ただし、これまで「慢性痛」と呼ばれていたもののすべてが、痛みのしくみそのものの問題というわけではないようです。
損傷部位がなかなか治らない場合や、がんのように組織の損傷や炎症が進行していく病気では、痛みが長期間にわたることがあります。これは、原因があっての痛みですから、いわば正常な痛みであるということがいえますし、単に急性痛が長引いたものだともいえます。

そこで、どんなに長く痛みが続いていたとしても、痛みのしくみに起きている問題を原因とする慢性痛症にはあたりません。

というわけで、痛みには、「急性痛」と「急性痛が長引いたもの」、そして、「慢性痛症」の3種類がある、ということになります。

もっとも、急性痛が長引くと、それが慢性痛症の原因になることがあるため、これらの痛みは混在して起きてくることも多いようです。

たとえば、痛みの原因が治らなくて急性痛が長引くと、次第に痛みのしくみを変化させて慢性痛症を引き起こし、2つの種類の痛みが混じり合ってきます。そのため、急性痛の段階で早めに鎮痛することが慢性痛症の予防にもなります。

熊澤氏は、急性痛と慢性痛症ではそれぞれ鎮痛に有効な薬が異なる、と述べていますが、

急性痛と慢性疼痛

	急性痛	慢性疼痛	
		急性痛を繰り返す慢性疼痛、急性痛が蔓延化した慢性疼痛	難治性慢性疼痛
痛みの原因	侵害受容器の興奮	侵害受容器の興奮	中枢神経系の機能変化、心理社会的要因による修飾
持続時間	組織の修復期間を超えない	組織の修復期間をやや超える	組織の修復期間を超える（３ヵ月以上）
主な随伴症状	交感神経機能亢進（超急性期）	睡眠障害、食欲不振、便秘、生活動作の抑制	睡眠障害、食欲不振、便秘、生活動作の抑制
主な精神症状	不安	抑うつ、不安、破局的思考	抑うつ、不安、破局的思考

＊慢性の痛み診療・教育の基礎となるシステム構築に関する研究班監修『慢性疼痛治療ガイドライン』より

私としては、読者の皆さんには薬以外の鎮痛の手段をまずは試してほしいと思います。

それについては、第3章で詳しくご説明します。

脳に記憶された痛みが繰り返し再生される

慢性痛症の原因である「痛みのしくみの変化」はどのように起きてくるのでしょうか？熊澤氏の説明では、強い痛みが長く続くことで痛みの神経系が歪み、いったん歪むと元に戻らなくなる場合があるのだといいます。

ここでいう歪みとは、痛みの神経系が触覚や交感神経系と混線してしまうことなどを指しています。そのような混線があると、たとえば心理的な緊張や天候の具合によって交感神経が興奮すると痛みを生じてしまったり、触れただけで痛みを感じたりします。

皮膚に触れただけで痛みを感じる「アロデニア」という状態がありますが、これもそのような混線によるものです。触覚を伝える神経系と痛みの神経系が混線しているために、触覚が痛みに変換されて脳に感じられるのです。

そうした痛みのしくみの変化は、具体的には脊髄や脳の中で起きてくると考えられています。それは、痛みが長期間続くと、脊髄や脳において目に見える変化が現れることが分かっているからです。

たとえば、ドイツのハンブルク大学での研究では、慢性痛を持つ患者さんの脳では、痛みを感じている箇所の大脳皮質の細胞が減少しており、それに伴い、脳そのものが痛みの信号を発し続けることがあるということが判明しました。つまり、損傷が治ってからも脳に記憶された痛みが繰り返し再生されるということです。先ほどの例えでいうと、火災が鎮火した後も、火災報知器が壊れて鳴り続けるような状態です。

熊澤氏は、このような痛みの神経系の歪みは、患者さん自身が痛みについての正しい知識を得ていくことで元に戻る可能性がある、と述べています。

私は年間で2500人ほどの新患の方を診ていますが、そのなかには長年痛みに悩まされてきた方が、その痛みから完全に解放されるケースも少なくありません。これは急性痛が単に長引いていたものか、痛みのしくみに起きた変化が元に戻ったということが考えられるかもしれません。ただ、完治ではなく、痛みをコントロールするために定期的に通院していただくケースもあるので、すべての方において痛みの神経系の歪みが解消されるというわけではないようです。

ここで興味深いのは、痛みに苦しんできた期間が長いからといって、必ずしも、その痛みが消えるまでに長い時間を要するわけではないということです。たとえば、長年悩まされた痛みが1回の施術で解消されることがあります。これは、その患者さんの痛みは急性痛が長引いていただけで、痛みのしくみの変化による慢性痛症ではなかったということが考えられます。もしかしたら、もともと単純な痛みをこじらされただけだったのかもしれません。

脊柱管狭窄症と診断されて長年下肢痛で悩まされてきた患者さんのケースでは、たった1回の施術で痛みが完全に解消されてしまいました。

手術の2日前というタイミングだったことから、おそらく、ワラをもつかむ思いで当院にいらしたのでしょう。20年間も苦しんできた痛みが1回で治ってしまったことに、患者さんは大変驚いていましたが、常にこのような劇的な効果が上がるわけではありません。

痛みのしくみの変化は元に戻るか？　戻るとして、どのようにすれば戻るのか？　という点についてはまだまだ分からないことも多く、医学界でも結論は出ていないようです。

この時点で私に言えるのは、他の医療機関で治らなかった患者さんが当院の1回の施術で大きな効果を得るケースでは、その方がこれまで訪れた医療機関において「施術すべきポイント」を見誤っていたのだろう、ということです。

その「施術すべきポイント」についても、第3章で詳しくご説明します。

ズキーンとくる「一次痛」、ズーンとくる「二次痛」

痛みのしくみについて、もう少し詳しく細胞レベルで見てみましょう。

私たちが体のどこかをぶつけたとき、まず鋭い痛みがあって、その後に鈍い痛みがやってきますが、この最初の痛みを「一次痛」、後の痛みを「二次痛」といいます。

二次痛が遅れてやってくるのは、痛みが脳へ伝わる経路が一次痛とは違っていて、脳へ伝わるまでの時間に時間差があるからです。

一次痛と二次痛で大きく違っているのは、痛みを感知するセンサーの種類。一次痛のセンサーは、切り傷や打ち身などのケガを引き起こすような強い物理的刺激に反応し、その痛みははっきりとしたものです。体のどこかにトゲが刺さると、その瞬間に、どこに刺さったかはっきり分かりますが、それが分かるということこそが、まさに一次痛の特徴です。

一方、二次痛のセンサーは、物理的な刺激だけでなく、化学的な刺激や熱刺激などに反応します。このセンサーはいろいろな刺激に反応することから「ポリモーダル侵害受容器」（以下「ポリモーダル受容器」と表記）と呼ばれます。「ポリモーダル」というのは「多くの様式」という意味です。これは、この本で何度か登場する言葉なので、できれば覚えておいてください。

化学的な刺激というと分かりにくいですが、たとえばトウガラシに含まれるカプサイシンという成分で痛みを感じることがそれにあたります。また、炎症を起こした部位で作られる痛みを起こす物質に反応して痛みを生じたりします。打ち身になったところがしばらくずっと痛いのはこのためです。

このポリモーダル受容器による二次痛の特徴はズーンとした鈍い痛みと、その場所がはっきりしないということです。また、一次痛のセンサーと違って強い刺激でなくても反応して痛みを生じる点も特徴的です。

一次痛も二次痛も電気信号として脳へ伝わりますが、それぞれ別の神経を経路としているため伝わる速度が違ってきます。つまり、二次痛の経路の神経のほうが細く伝達速度がもう一方よりも遅くなるため、二次痛は一次痛の後に遅れてやってくるのです。

これを足首のねんざで考えてみましょう。

グキッとやった瞬間はどこをどう傷めたのか瞬時に分かりますが、それは、一次痛のセンサーがとらえた物理的な刺激がすばやく脳へ達したから。これが一次痛です。

その後、今度は足首全体がズキズキと痛みはじめます。これはねんざの炎症に伴って分泌された痛みを起こす物質がポリモーダル受容器を刺激し、その電気信号が一次痛に遅れて脳に達したことによるもの。炎症が引くまでは、この痛みも引きません。

脳の「痛みをブロックするしくみ」が働かないとどうなるか

次に、原因別に痛みを分類してみます。なお、痛みのことを医学的には「疼痛」といい、ここでは疼痛を3種類に分けています。

まず、「侵害受容性疼痛」。これは、体の一部が損傷したことによる痛みや、それに伴う痛みのセンサーの興奮で起きる痛みであり、一言で言えば「ケガにまつわる痛み」。ケガによる一次痛と二次痛はどちらもこの侵害受容性疼痛にあたります。かがんだりした際になるギックリ腰などもこれです。

次に「神経障害性疼痛」。これは、神経そのものの障害による痛みのことで、たとえば神経を傷つけてしまったり、帯状疱疹にかかって神経が損傷したりして起きてきます。ま

慢性疼痛の痛みのモデル図

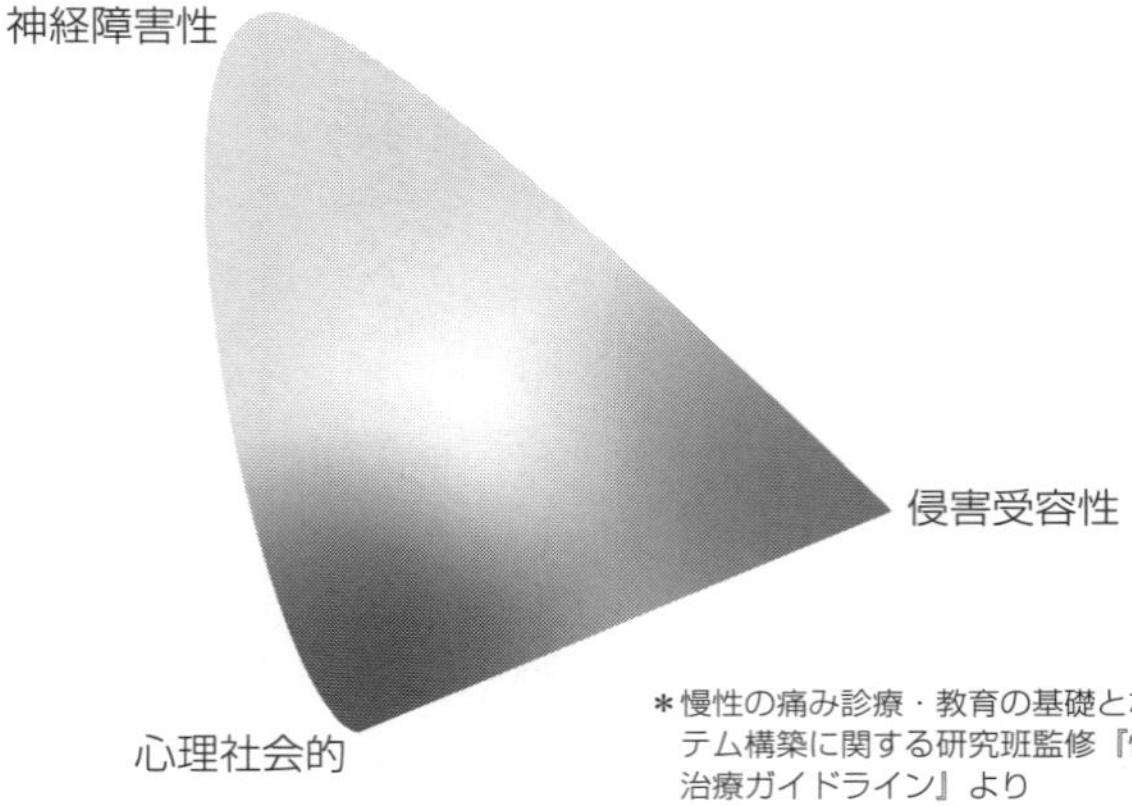

＊慢性の痛み診療・教育の基礎となるシステム構築に関する研究班監修『慢性疼痛治療ガイドライン』より

た、痛みが長引き神経に過疎的な変化が生じた「慢性痛症」もこの神経障害性疼痛です。

3つめは「心理社会的疼痛」。これは、損傷モデルでは説明できない心理的、社会的な痛みのこと。以前は「心因性疼痛」と呼ばれていましたが、国際疼痛学会では心因性疼痛とは呼ばないこと、器質的な要因も関わることから、慢性疼痛治療ガイドラインにならい、本書でも心理社会的疼痛とします。

慢性化すると、いろいろな要素が複雑に絡み合った痛みになっていることが多いといわれています。

人の脳には痛みをブロックするしくみがあり、普段はこれが正常に働いているために多少の痛みも気にならず動くことができています。

ところが、ストレスや不安、抑うつ状態などがあると、このしくみがうまく働かず、普通ならそう痛みを感じないものでも強い痛みとして感じられてしまうのです。これは、プロローグで述べた「生物心理社会モデル」でないと説明できない痛みです。

「痛みの悪循環」に陥っていないか？

さて、ここまでのところでご説明してきた痛みのしくみを元に、慢性痛症がどのように起きてくるかということを、再び足首のねんざを例に考えてみましょう。

まず、グキッとやった瞬間の痛みは一次痛として脳に伝わり、その後、炎症に伴って二次痛が起きてきます。

このとき、患部は炎症に伴って生じた痛みを起こす物質が溢れているために痛みのセンサーの興奮が続き、感度が過敏になっていきます。こうなると痛くて仕方がありません。

それでも通常、炎症が引いてくると同時に痛みも引いていきますが、その痛みが仮に6ヵ月以上続いたとすれば、それは急性痛（あるいは急性痛の長引いたもの）から慢性痛症へと移行したといえるでしょう。

慢性痛症に移行するプロセスとして、まず起きてくるのが痛みの悪循環です。痛いとき、人は体をギュッとこわばらせますが、それは血管を収縮させて末梢の循環を低下させ、必然的に患部の酸欠を招いてしまいます。そして、その酸欠は痛みを起こす物質の分泌を促し、そこで新たな痛みが生じてさらに体をこわばらせます。

つまり、「痛い」→「体がこわばる」→「患部が酸欠になり痛みを起こす物質が分泌される」→「痛い」……というループがここに完成するわけです。これが痛みの悪循環です。

また、もう一つの痛みの悪循環として、痛みを避ける動作によるものがあります。痛みがあると、どうしてもそれを避ける動作をしてしまいがちですが、それは動作の偏りを生んで特定の筋肉に大きな負担をかけ、そこへ疲労による新たな痛みを負わせます。またその逆に、動作の偏りによってあまり使わない筋肉も出てくるので、そちらは弱くて硬くなり、やはり酸欠や筋肉の緊張を伴い、痛みが発生しやすくなります。

結果、それらの痛みは新たな痛みの原因となり、ここでも痛みの悪循環を作り出します。ある痛みが新たな痛みを生み出すということが延々と続いていくのです。

さて、このような悪循環に陥った痛みのほとんどはポリモーダル受容器に起きます。そ

慢性痛サイクル

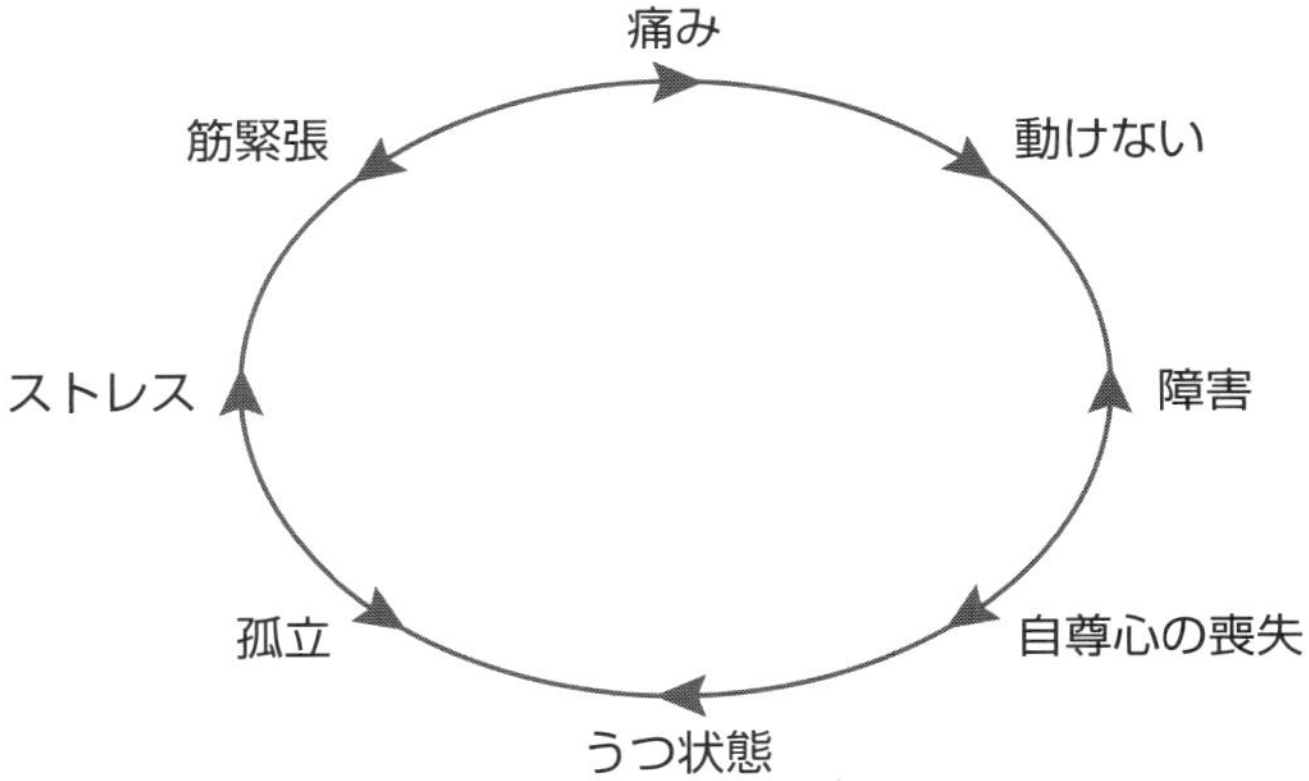

して、その痛みの刺激が何度も繰り返されると、脊髄では神経からの1回の電気信号の入力に対してたくさんの電気信号を発するようになり、やがては刺激がなくなってからもしばらく痛みの電気信号を脳へ送り続けます。

さらに、こういう状態が長く続いてくると脊髄そのものが痛みを起こし続けるように変化し、最終的には脳までそのように変化します。これが、熊澤氏のいう「痛みの神経系の歪み」なのでしょう。

加えて、心理的な面からの悪循環も考えないといけません。

体に痛みがあると、それをストレスに感じるのは当然のことで、痛みを恨んだり、心が沈んだり、いつ治るのかと不安にかられたりするものです。

そのようなマイナスの感情があると、脳の痛みをブロックする働きが低下して痛みを感じやすくなるばかりでなく、筋肉が緊張することから患部の血行が低下し、組織の酸欠による痛みを招きます。

このように、痛みの悪循環は心理面も巻き込んだ二重三重の構造になっているため、これに適切に対処するには、痛みのしくみの正しい理解に沿ったアプローチでなければ難しいでしょう。

軽い刺激が痛みの悪循環を断ち切る

痛みの悪循環によって慢性痛症が起きるということ、そして、そのような痛みにポリモーダル受容器が関与しているということを考えると、先ほどご紹介した脊柱管狭窄症の症例で、20年来の痛みが1回の施術で劇的に解消された理由もなんとなく見えてきます。

私の施術はとても軽く触れるだけのものですが、ポリモーダル受容器はそのような軽い刺激にも反応するので、それが痛みの悪循環を何らかの形で断ち切っているのだろうと想像しています。

医学界でも、触れるだけの刺激によって一次痛・二次痛の神経の興奮が抑制されるという研究が進んでいるようですから、そのうちにはっきりしたことが分かるかもしれません。痛みに悩む人々のためにも早期の科学的解明が待ち望まれます。

私の施術法については第3章でもご紹介するので、そこで、このことについての私なりの考えを述べたいと思います。

腰痛の90パーセント以上は原因が特定できない

ここで腰痛について改めて考えてみましょう。

日本人の多くが腰痛に悩まされていることはプロローグで述べたとおりですが、実はその90パーセント以上は原因がはっきり特定できない「非特異的腰痛」だといわれます。

では、腰痛で病院へ行くと「腰椎が変形している」とか「椎間板が狭くなっている」と指摘されるのは何なのか？

普通に考えると、レントゲンやＭＲＩなどの画像診断で見つかった骨や椎間板の変形などが痛みの原因であるように思われますが、実は医師にもそれが痛みの原因かどうかはっきりしたことは分かりません。

そこで、そのような原因が分からない腰痛をまとめて非特異的腰痛と呼んでいます。「非特異的」とは、症状の原因となる異常を特定できない、という意味です。

これまでは整形外科などでも、「ともかく骨や椎間板の変形が腰痛の原因だろう」という損傷モデルの考え方でやってきていましたが、近年の研究から、そのような変形は顔にシワができることと同じ自然な老化現象であり、必ずしも痛みの原因になるわけではないということが分かってきました。

そしてさらに、心理的・社会的な要因でも腰痛が起きることが分かってきたことから、これまでの損傷モデルよりも「生物心理社会モデル」という新しい考え方で痛みのしくみをとらえたほうが、痛みとその原因の因果関係をとらえやすいという理解が広がってきたのです。

次ページの円グラフは腰痛の種類を示したもので、これを見ると、90パーセント以上は非特異的腰痛で、それ以外の10パーセント以下が「重篤な脊椎病変」などです。

たとえば、よく聞く「神経根性疼痛」というのは、痛みを伝える神経が脊髄に接続する

9割以上は非特異的腰痛

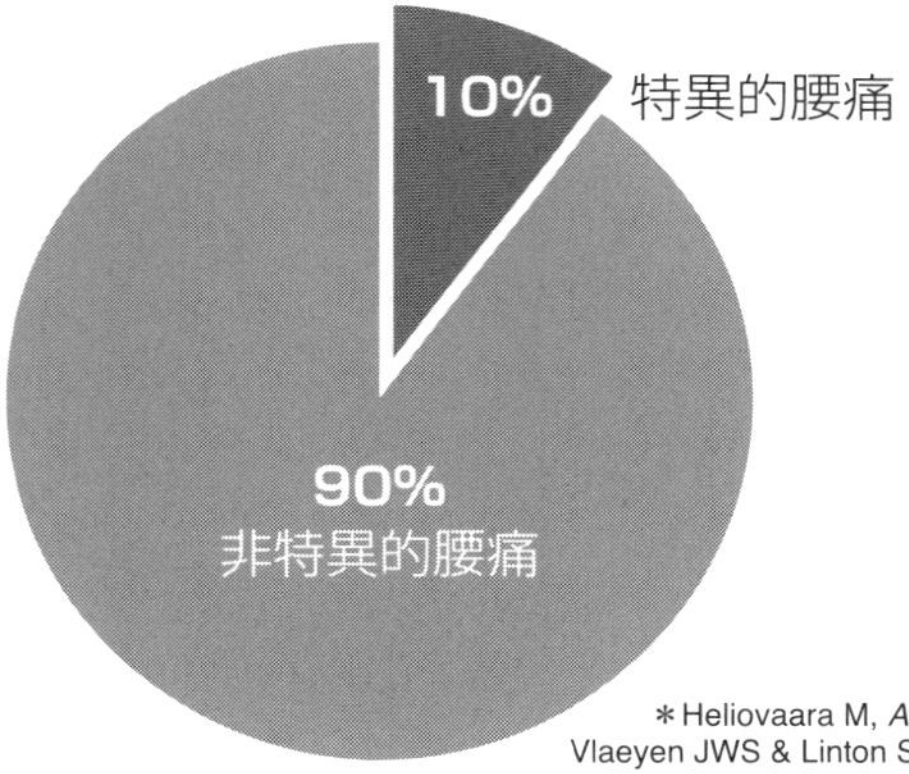

＊Heliovaara M, *Ann Med*, 1989
Vlaeyen JWS & Linton SJ, *Pain*, 2000
Chou R et al, Ann Intern *Med*, 2007

神経根という部分が圧迫されることによるもので、腰椎椎間板ヘルニアでは、個々の脊椎骨の間でクッションの役割をしている椎間板が後方に突出（これをヘルニアといいます）して神経根を圧迫し、腰痛などの症状を起こしているといわれています。

　これは一見すると、原因のはっきりした腰痛のように思えますが、成人の7割以上に椎間板ヘルニアが見られるにもかかわらず腰痛になる人はごく一部であることを考えると、ヘルニアが腰痛の原因であるとは言いきれません。

　事実、椎間板の手術のときなどに、実験として神経根を圧迫したり引っ張ったりしても、そのような刺激では痛みが起こらないことが分かっています。つまり、椎間板ヘルニアや脊柱管狭窄症は腰痛の原因にはならないということです。

そこで、より正確に言うなら、95パーセントの腰痛は原因を特定できない痛みであり、残りの5パーセントだけが原因のはっきりした腰痛ということになります。

腰椎椎間板ヘルニアは腰痛の原因ではない？

とはいえ、ＭＲＩの画像などで腰椎椎間板ヘルニアが神経を圧迫している様子を見ると、いかにも痛そうで、「これが痛みの原因なんだ」と納得しそうになります。それが普通の反応でしょう。

しかし、ここで考えてほしいのは、痛みは電気信号として伝わるという点です。

これは、痛みのセンサーを「スイッチ」に、そのＯＮ／ＯＦＦを伝える神経を「電気コード」に、脳が痛みを感じることを「電球の点灯」に例えると分かりやすいでしょう。この場合、スイッチをＯＮにすると、その電気信号はコードを通って電球を点灯させますが、コードそのものを圧迫しても電球は点灯しません。

神経についてもこれと同じことで、圧迫によって痛みを起こすことは生理学的には考えにくいことなのです。

ただ、神経を守っている鞘《しょう》が何らかの原因で損傷した場合に限って、圧迫によって痛みを生じることがあります。これは、電気コードの被膜がはがれてしまったような状態であり、そこに触れることで電気信号が生じるわけです。

先にご説明した神経障害性疼痛がまさにこれです。しかし、この場合でも痛みの原因は神経が冒されていることにあるのですから、やはりヘルニア自体が腰痛の原因であるとはいえません。

そういったことから、最近は整形外科の世界でも、ヘルニア手術のほとんどが不要ではないかという意見が広がってきています。

新潟がんセンター整形外科が行った研究では、手術をしなくても腰椎椎間板ヘルニアの多くは約8週間で自然消失する事実が明らかになっています。そして、ここでは、この方針に従い、椎間板手術の年間件数を50パーセントも低下させることに成功しています。

これは決して特殊な例ではなく、椎間板ヘルニアの90パーセントは治療なしに治る、つまり、突出した椎間板は自然に元に戻るともいわれています。

「プラセボ効果」で痛みが和らぐ

ただ、ヘルニアが自然に元へ戻るからといって痛みを我慢する必要はなく、痛みが楽になることなら何でも試してみていいでしょう。

特に、「これは腰痛に効きそうだ」と本人が強く思うものほど痛みに効果的です。「プラセボ効果」という心理的な働きによって実際に痛みが改善することがあるからです。

たとえば、米国整形外科学会で発表された研究では、変形性膝関節症の患者さんに対して「プラセボ手術」、つまり、皮膚を切るだけで実際には何の治療も行わない「偽の手術」を施し、実際に「本当の手術」を受けた患者さんと比較しています。

結果は、両者とも治療効果に差がなく、手術後のある時期ではプラセボ手術を受けた患者さんのほうが良好な経過となっていました。

つまり、「この手術は痛みに効きそうだ」という期待感だけで痛みが改善したのです。

このようなプラセボ効果について、脳の中で何が起きているか、ということもある程度分かっています。

痛みを感じたとき、脳内では痛みを抑えてくれる鎮痛物質が分泌されますが、実は患者さんが「これは痛みに効きそうだ」と思って薬を使うことでも、その鎮痛物質がよりたくさん分泌されるのです。

しかも、薬ではなく、薬に見せかけた偽薬を「これは痛みに効きますよ」と医師に渡されて服用したような場合にも、やはり鎮痛物質が分泌されて痛みを抑えることがあります。これがプラセボ効果です。

偽薬が効くなんて何か詐欺的な話のように感じるかもしれませんが、どのような治療もある程度はプラセボ効果を伴っており、治療効果を補っているのは間違いありません。

臨床試験などでは、薬そのものの効果を判定するため、プラセボ効果を極力排する工夫がなされますが、実際の治療では、むしろプラセボ効果を積極的に利用して痛みを早期に抑えたほうが患者さんのためになるでしょう。大きなリスクを伴わず、痛みを早期に改善できるのであれば方法にこだわる必要はないと思います。

医療者の言葉が痛みを作り出す「呪い」となる

プラセボ効果の真逆ともいえる「ノーシーボ効果」についても触れておきましょう。

ノーシーボ効果というのは、「これは体に悪そうだ」と思うことで実際に何らかの症状を起こす現象を指すもので、ある種の「呪い」のようなものと考えてもいいかもしれません。

そんなこと本当にあるの？　と思うかもしれませんが、こんな興味深い実験があります。

ドイツのマインツ大学の研究によると、１４７人の被験者に「電磁波の健康被害」に関するテレビ番組を見せた後、無線インターネットの装置（Wi-Fi）を作動させたところ、54パーセントの人が番組で紹介されたような電磁波の健康被害の症状を示しました。

ところが、実はその装置はダミーであり、実際には電波も電磁波も出していなかったのです。つまり、被験者の57パーセントは「電磁波は体に悪そうだ」という思いによって、自らの症状を作り出していたのです。

また、アメリカのコロンビア大学の実験では、催眠状態にした被験者に「これから額にアイロンで触れる」と宣言してから鉛筆の先で額に触れると、その被験者が「熱い！」と叫び、額に水ぶくれができるという現象が確認されています。

この実験はその後4回繰り返され、いずれもまったく同じ結果が得られたそうです。

さらに、こんな話もあります。

第二次世界大戦前のヨーロッパでは死刑囚を被験者として、血液を体から少しずつ抜くという実験が行われました。

実際には、血液は抜いておらず、目隠しをされた被験者は水滴の音を血液が滴り落ちる音だと思い込んでいたのですが、それでも、事前に知らされていた「人間の全血液量」に相当する出血量を医師に告げられると、その被験者は死んでしまったそうです。

これらは、ノーシーボ効果がある種の「呪い」として働くことの一例ですが、これと同じような「呪い」を、私たち医療に携わる者が患者さんにかけてしまうことがあります。

つまり、

「椎間板が突出して神経を圧迫しているから、今は痛くなくても今に痛くなります」

「腰椎が変形しているから、そのうちに腰痛が出てきますよ」

「脊柱管が狭くなっているから、今後、狭窄症の症状が出てくるかもしれない」

——といったことを医療者の側が言ってしまうと、それがノーシーボ効果となり、それまでなかった痛みを起こしてしまうのです。そう、まるで「呪い」のように。

実際、そのようにして多くの腰痛が作り出されていると私は考えます。だからこそ、医療に携わる者は、己の使う言葉に細心の注意を払わなければなりません。

痛みのことばかり考えると痛みはますます強くなる

「プライミング効果」という心理作用が痛みに与える影響について触れておきます。

プライミング効果とは、先に与えておいた刺激が後の刺激に影響を与えるという心理作用のことで、たとえば、あらかじめ果物の話をしておいて連想ゲームをすると、「黄色」という言葉から「レモン」や「バナナ」が連想されやすくなる現象がそれにあたります。

このプライミング効果が痛みに与える影響を調べるために行われた実験では、「激しい」「突き刺さる」「ヒリヒリする」などの言葉で頭を満たすと、熱刺激をより敏感に感じて痛みが強くなることが分かっています。

また、脳内の血液の動きを調べる機器を用いた研究では、痛みに関連した言葉やイメージを思い浮かべると脳内の痛みに関係する部位が活性化し、そういった言葉やイメージから注意をそらせるとその活性レベルが低下することが判明しました。

これらのことから、患者さんが痛みのことばかり考えたり、周囲の人に頻繁に痛みを訴えたり、痛みの状態を記録につけたりすることは、プライミング効果によって痛みを強めているだけであり、百害あって一利なしといえます。

このプライミング効果は痛みの悪循環を促進することになるので、痛みを気に病まず、気分転換などを図り、痛みから意識をそらすことが大切です。また、病院や接骨院などで痛みを和らげる治療を受けるのもいいでしょう。

そのようにして痛みがない時間、痛みを気にしない時間を少しでも作っていくことが、痛みの悪循環から脱却するきっかけとなります。

「痛みのしくみ」が分かれば治療の半分は達成される

さて、ここまでのところでご説明してきた痛みのしくみをうまく説明する考え方が、プロローグでご紹介した「生物心理社会モデル」です。

生物心理社会モデルについて、国際疼痛学会は次のように説明しています（原文は専門用語混じりなので読みやすいように意訳しています）。

〈生物心理社会モデルとは、慢性的な筋肉や骨格系の痛みを理解するときに、生物学的（身体的）な要素だけでなく、心理学的、社会的な要素も考慮しなければならないということを提唱するものです。

このモデルでは、痛みというものを、心理的・社会的な要素と身体的な要素にはっきりと区別するのではなく、その双方の相互作用としてとらえます。

この考え方は、身体的な要素だけを考慮するこれまでの医療のあり方に取って代わりつつあり、生物心理社会モデルに基づく医療は、慢性的な痛みの患者にとって、最も効果的で費用対効果が優れています。

そのような医療において、生物学的、心理学的、社会的要素はすべて同時に扱われなければなりません。〉

この説明にもあるように、慢性痛症の場合には特に、この考え方でとらえることにより解決の糸口が見えてきやすいでしょう。

急性痛は比較的簡単に治っていく場合がほとんどですが、痛みの入力が長期にわたり痛みのしくみが変化してしまうと、さまざまな治療法を組み合わせる必要が出てきます。

病院では薬物療法の他、運動療法やマッサージ、カウンセリングや認知行動療法などを組み合わせることになりますが、それには総合病院などにおいて各科が連携する必要があり、日本では今のところそのような治療を行える病院は少数にとどまっています。

とはいえ、この考え方は少しずつ知られるようになっており、２０１２年に日本腰痛学会がまとめた「腰痛診療ガイドライン」にも、心理的・社会的なストレスが腰痛の改善を遅らせる要因になることが明記されています。

このことは欧米ではすでに常識になりつつあるようですが、日本もようやくそれに追いついてきました。メディアでもこの新しい「腰痛診療ガイドライン」に沿って、痛みとストレスの関係について報道しはじめているので、これから一般の方にも広く認知していただけるものと期待しています。

痛みのしくみの理解は、痛みの治療においてとても重要です。

極論に聞こえるかもしれませんが、そこを理解するだけで治療の半分が達成されると私は考えています。痛みのしくみについて、私と話をして知識をアップデートすることで安心して痛みが楽になり、治っていく患者さんがいることからもそこは明らかです。

もちろん、そのようなケースはごく少数であり、ほとんどは施術を進めていく過程で痛みが楽になっていくわけですが、その場合でも、たとえば、病院で指摘されたヘルニアが痛みの原因だと思い込んで治療を受けるのと、「ヘルニアは痛みとは関係ない。この痛みは筋肉や皮膚の痛みのセンサーが興奮している痛みなんだ」と前向きに考えて施術を受けるのでは効果はだんぜん変わってきます。

そのことは、プラセボ効果やプライミング効果など、さまざまな現象の相乗効果として説明できるでしょう。

ですから、皆さんもぜひこの本で、痛みのしくみについての知識をアップデートしてください。本当にそれだけで痛みが楽になることがあるのですから。

腰痛についての小冊子配布で医療費を大幅削減

欧米の研究者の間では、痛みについての新しい知識を患者さん自身に知ってもらうことで、腰痛など痛みの症状を、よりすみやかに楽にできるという確信が高まっているそうです。その確信に基づき、1997年にはオーストラリアのビクトリア州でメディアを使った「腰痛に屈するな！」という啓発キャンペーンも行われました。

これは、最新の科学的根拠に基づき、腰痛は重篤な疾患ではないこと、「レッドフラッグ」といわれる危険な兆候のない場合にはMRIなどの画像検査も不要であり、自然治癒が期待できること、また、腰痛があっても安静にしないで日常生活を維持し、仕事を続けること……など、腰痛についての新しい知識を啓発するものであり、『The Back Book』という小冊子を配布して広く一般に訴えかけました。

さらに、その冊子から抜粋したメッセージを新聞やテレビなどでも告知したところ、医療費を33億円も削減する結果となり、腰痛による欠勤日数なども減少したのです。

これはつまり、腰痛に関する正しい情報が与えられたことで、多くの腰痛患者が痛みの悪循環から逃れられたことを意味します。

逆にいうと、これまでは、損傷モデルを腰痛の「主犯」として考えていたために痛みの悪循環から抜け出せなかった患者さんも少なくない、ということでしょう。

例外的ケースもある

ただし、重大な脊椎の病気が原因の腰痛など、損傷モデルで考えるべきケースがあるのも事実で、それを判断する兆候は「レッドフラッグ」と呼ばれています。

レッドフラッグとは、がんや感染症、骨折、化膿性脊椎炎、内臓の病気などを疑わせる兆候のことであり、これらはたとえ腰が痛くても正確には腰痛のカテゴリーには入らないので、それぞれ専門の医師にお任せすることになります。

たとえば、腰痛を訴えて来院された患者さんに、原因不明の体重減少やがんの病歴があり、安静にしていても痛みが緩和しないなら、その腰の痛みは重篤な疾患が起こしたものかもしれません。その場合、接骨院では、病気の有無を検査できる病院の受診をお勧めすることになります。

なお、当院では、これまで腰の痛みで来院された患者さんのうち、数名の方に重篤な疾患の疑いがあり、適切な医療機関での受診をお勧めしました。

また、馬尾《ばび》症候群の判別も重要です。

重篤疾患の存在を示唆するレッドフラッグ

馬尾症候群には、尿閉、便失禁、下肢の広範囲な神経症状、歩行困難、サドル麻痺、肛門括約筋の弛緩といった症状のいくつか、あるいはすべてが認められる。

馬尾症候群は医学的緊急事態であり、ただちに専門医へ紹介しなければ ならない。

その他のレッドフラッグには以下のものがある。

- 激しい外傷歴
- 原因不明の体重減少
- がん病歴
- 発熱
- 免疫抑制剤の使用
- 長期間にわたるステロイド剤の使用
- 20歳未満から55歳以上の患者
- 進行性の絶え間ない痛み
- 腰の手術歴　など

脊髄が腰で枝分かれする馬尾という部位が何らかの原因で圧迫されると、膀胱障害（尿失禁など）や直腸障害（便失禁）、サドル麻痺（肛門や会陰部の感覚消失）などの症状が現れます。これは重大なレッドフラッグであり、早急に脊椎外科医のいる病院の受診が必要です。

それらレッドフラッグの見られる痛みを除

けば、ほとんどの痛みは基本的には自然に回復していきます。これは、レッドフラッグに対して「グリーンライト」（＝青信号）と呼ばれます。つまり、「青信号」が灯っているので、痛みを気にせず普段どおりにふるまっていいということです。

痛みの改善を妨げる習慣や心のあり方

ただ、痛みを気にしなくていいというのは、痛みを我慢しなさいということではありません。むしろ、痛みは早期に取り除くべきでしょう。

というのは、痛みを我慢してそのままにしておくと、繰り返し起きる痛み刺激によって痛みのしくみそのものに変化が生じ、慢性痛症になる可能性があるからです。

また、生物心理社会モデルに基づき、痛みの改善を妨げる心理的・社会的要因をできるだけ取り除くことも慢性痛症の予防と回復には大切です。

痛みの改善を妨げる心理的・社会的要因は「イエローフラッグ」と呼ばれ、この概念を最初に提唱したニュージーランドの腰痛診療ガイドライン（邦訳版『急性腰痛と危険因子ガイド』春秋社）には、代表的なイエローフラッグとして次のような項目が挙げられています。

イエローフラッグ（回復を妨げる心理社会的因子）

・痛みや身体活動は有害だという思い込み
・疼痛行動（安静にするなど）
・抑うつ状態、不安、引きこもり
・不適切な治療
・受給資格や補償に関する問題
・腰痛歴、休職歴、補償請求歴
・職場の問題、職務満足度が低い
・重労働、深夜勤務
・過保護な家族、あるいは支援の欠如

「えっ、安静にしちゃダメなの？」と驚かれる方もあるかもしれませんが、これらのイエローフラッグについては第４章で改めてご説明します。

ここでは、こういったイエローフラッグをできるだけ取り除くことで、痛みの改善が促されるということだけ理解してください。

腰痛の「青信号」「黄信号」「赤信号」

このニュージーランドの腰痛診療ガイドラインを皮切りとして、欧米各国では生物心理社会モデルに基づくイエローフラッグの考え方を導入した腰痛診療のガイドラインを発表していきました。

たとえば、2004年に発表されたヨーロッパ版の腰痛診療ガイドラインでは、最初に治療方針を決定するため、医師はレッドフラッグなのかグリーンライトなのかを分別するよう勧めています。ここでいうグリーンライトには、非特異的腰痛（43ページ）と神経根症状（114ページ）が含まれます。

グリーンライトは自然に回復していく痛みですから、適切な情報を与えて患者を安心させ、普段どおりの生活を勧めることになります。また、痛みを我慢していると慢性痛症に移行するので、必要に応じて鎮痛剤などの薬を処方するように述べられています。

これは医師向けのガイドラインなので投薬治療による鎮痛が勧められていますが、痛みが楽になればどんな治療でもいいので、日本であれば接骨院や鍼灸院、指圧マッサージ院などの施術をここに該当させ、併用してもいいでしょう。

そして、それでも症状が改善しないようならイエローフラッグの有無を詳細に検討せよ、とこのガイドラインは述べています。

グリーンライトが「身体的には何の問題もないから普段どおりに生活していいよ」という意味での青信号だとすれば、このイエローフラッグは「でも、心理的・社会的には何か問題があって、それが痛みの原因になっているようだね」という意味での黄信号です。

このように、レッドフラッグ（＝赤信号）、グリーンライト（＝青信号）、イエローフラッグ（＝黄信号）をきちんと判別し、腰痛をはじめとする痛みの症状へアプローチすることで、痛みからのすみやかな解放がなされます。

次章では、これまでの痛みに関する考え方のどこがどう間違っていたのかということについて、具体的な例やデータを示しながらご説明していきましょう。

「治りにくい腰痛」のポイント

- 損傷がなくても「痛みのしくみ」そのものが痛みを起こすことがある。
- 神経そのものの障害で痛みが起きるケースは非常に少ない。
- 脳の「痛みをブロックするしくみ」が働かないと痛みを感じやすくなる。
- 「痛みの悪循環」は心理面も巻き込んだ二重三重の構造になっている。
- 腰椎椎間板ヘルニアは腰痛の原因にはなりにくい。
- 痛みのことばかり考えると痛みはますます強くなる。（プライミング効果）
- 「痛みのしくみ」が分かれば治療の半分は達成される。
- 「レッドフラッグ」（重大な脊椎病変の兆候）のない腰痛は自然に治ることが多い。
- 「イエローフラッグ」（回復を妨げる心理社会的因子）へ目を向けよう。

第2章

痛みの「過去の常識」を捨てよう！

痛みの治療は正しい知識から

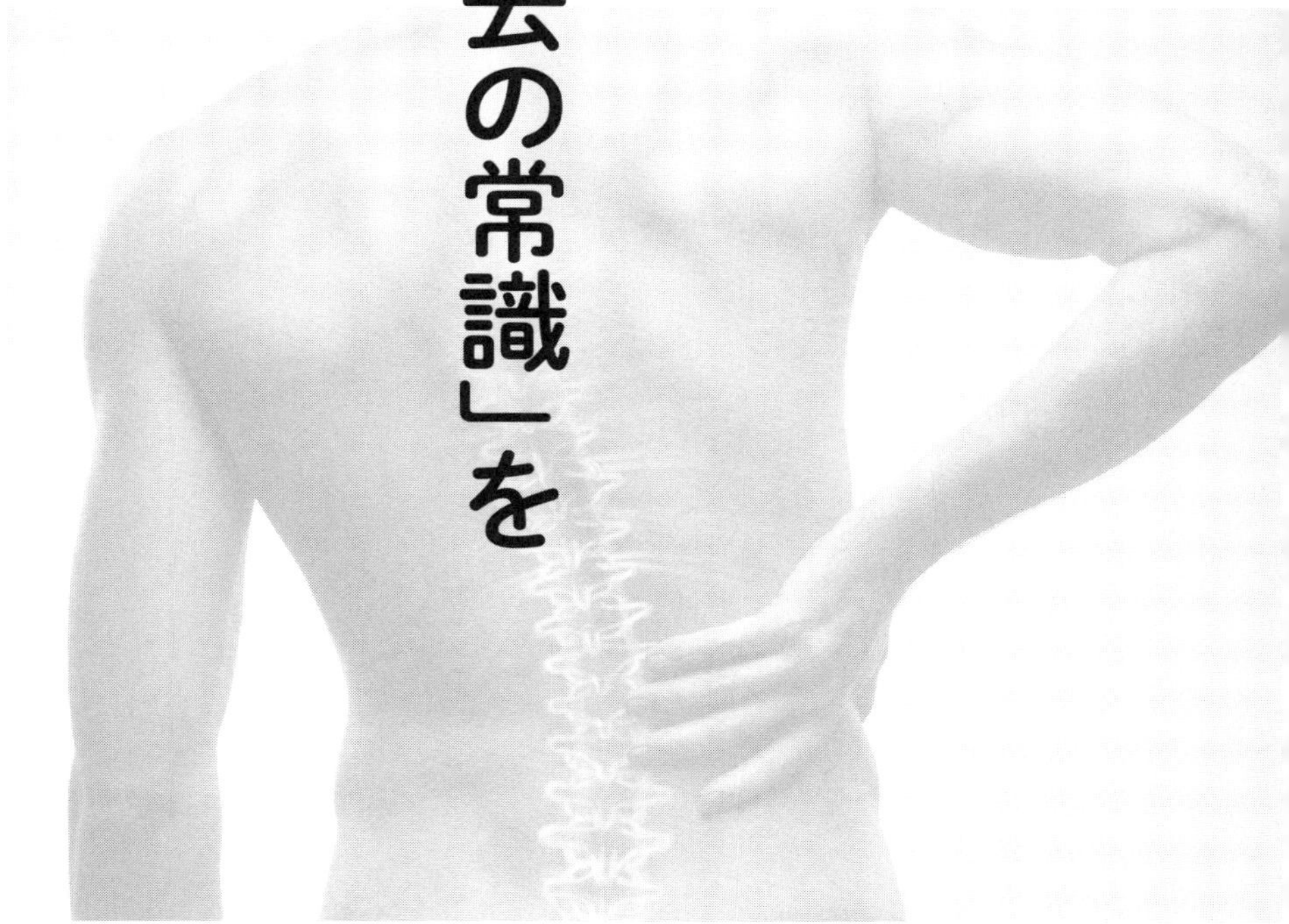

過去の常識❶

腰痛になったら安静に

ほとんどの腰痛はレッドフラッグのないグリーンライト。つまり、青信号の灯った腰痛ですから、安心して普段の生活や仕事を続けていいのです。

しかし、実際にはなかなかそうはできません。

腰痛以外の痛みも同じことで、心理的・社会的要因が主な原因となって起きている痛みであっても、どうしても腰を気遣って普段どおりには行動できないものです。

そこで本章では、痛みに関する「過去の常識」の間違いをズバリと指摘し、皆さんの知識をアップデートしてみたいと思います。

すでにご説明したように、腰痛の多くは損傷によって起きるものではないので、損傷を気遣って体を安静にする必要はありません。

むしろ、あまり安静にしていると、痛みのある部位の血行が悪くなって組織の酸欠が起こり、かえって痛みを起こす物質の分泌を促すことになります。

福島県立医科大学学長の菊池臣一氏は『腰痛をめぐる常識の嘘』（金原出版）という著

書の中で、「安静が良いという科学的根拠はない」と明言しています。また、続編の『続・腰痛をめぐる常識のウソ』（金原出版）では、「椎間板の健康維持には一定の物理的負荷が必要である」と書いています。つまり、腰痛だからといって安静にする必要はなく、腰椎椎間板ヘルニアなど目に見える問題がある場合でも、腰に一定の負担をかけたほうがいいということです。

ギックリ腰のような急性の腰痛でもそれは同じ。一昔前は、「ギックリ腰になったらとにかく安静に」と言われていましたが、今では普段の生活動作を続けたほうが早期に回復することが分かっています。

事実、急性腰痛患者186人を「安静にするグループ」「日常生活動作を続けるグループ」「ストレッチをするグループ」に分けて経過を見た実験では、最も早く回復したのは日常生活動作を続けたグループで、その次がストレッチをするグループ、最も回復が遅かったのは安静にしていたグループでした。

また、最新の日本版・腰痛診療ガイドラインでも、「安静は必ずしも有効な治療法とはいえない。急性腰痛に対して痛みに応じた活動性維持は、ベッド上安静よりも疼痛を軽減し、機能を回復させるのに有効である」「職業性腰痛に対しても、痛みに応じた活動性維持は、より早い痛みの改善につながり、休業期間の短縮とその後の再発予防にも効果的である」と書かれています。

激痛で動けない場合は別として、動ける範囲で日常生活動作を続けたほうが治りも早いということです。

私もギックリ腰の経験がありますが、痛みがあるときはなかなか動かせないものです。しかし、頑張って無理のない範囲で動くと、早く治りやすくなります。

なお、コルセットや骨盤バンドなど関節の動きを制限するサポーター類の装着は、関節の動きを邪魔して痛みの回復を遅らせることがあるので、基本的にはお勧めできません。ただし、それらを装着することで安心して動けるのであれば、短期間なら使用してもいいでしょう。

とにかく、安静にしているのではなく普段どおりに動くことです。

過去の常識❷ 腹筋運動で腰痛が予防できる

腰痛がある患者さんが病院などで腹筋や背筋の強化を勧められたり、膝痛の患者さんに膝の筋肉の強化が勧められたりすることがあります。

「腰が弱いから痛くなった。だから、腰を鍛えなさい」

こう説明されると納得しそうになりますが、しかし、本当にそうでしょうか？

頑強な筋肉を身にまとったスポーツ選手やボディビルダーのなかにも腰痛持ちはいるし、痩せ型の人のなかにも腰痛がない人はたくさんいます。膝についても同じこと。この点だけをとっても、あまり筋肉不足と痛みは関係がないことが分かります。

では、運動はまったく無益なのかというと、そういうわけでもありません。

運動で腰が楽になるなら、やってもいいのです。

どの運動がいいかというのは個人差があるので、まずは試してください。グリーンライトの腰痛であれば、やってはいけない運動というのは基本的にはありません。

前出の菊池臣一氏は『腰痛のナゼとナゾ』（メディカルトリビューン）という著書で、「いずれにしろ自分が主体的に選んだ運動をやる気を出して続けようとする、その前向きな意識が腰痛改善効果を引き出すのであろうと推測できます」と述べています。

ですから、自分が関心を抱いた運動を試してみて、それで痛みが楽になるようなら続けてみればいいでしょう。

腹筋運動だって、もし、それが痛みを楽にするようなら続けていいのです。腹筋が弱くて腰痛になるわけではありませんが、腹筋運動で腰痛が軽くなるということならありえるからです。

過去の常識③ 痛みはなるべく我慢。痛み止めに頼らない

痛いたびに鎮痛薬を服用したり、痛み止めの注射を受けたりしては良くないと考える方がいます。

たしかに、薬を使いすぎるのは問題ですが、痛みを我慢しすぎるのも問題です。痛みを我慢しすぎると、痛みのしくみそのものが変化して慢性痛症になってしまう可能性があるからです。ですから、痛みは我慢してはいけません。

薬を使いたくない人は、接骨院や鍼灸、指圧マッサージ院などの施術を受けたり、自分でマッサージや運動をしたりしてみましょう。痛みが楽になれば何でもいいのです。

なお、ギックリ腰を発症したときには、なるべく早い段階での治療をお勧めします。発症から時間が経つと次第に痛みが強くなって、施術開始から治癒までの期間が長くなる傾

向があるからです。

単純な急性痛の場合、早期に施術した場合、1~3回の施術で治癒することが多いといえます。ただし、過度の精神的・身体的ストレスがある場合には、回復が遅れることがあります。その場合は激痛で発症することが多いように感じます。

過去の常識④ 老化や骨の変形で痛みが起きる

現代の医療は、痛みの原因をレントゲンやMRIなどの画像上の変化に求めることが多いのですが、その画像には痛みは映らないし、そもそも関節の変形などは年を取れば普通に見られるものです。

アメリカのマサチューセッツ州で行われた研究では、レントゲンで変形性関節症が確認されない50歳以上の方の膝について、再度、MRIで検査を行ったところ、89パーセントに骨棘《こつきょく》(骨の異常な出っ張り)や軟骨損傷などが見られ、高齢者ほどその傾向があるという結果が出ています。しかし、そのうち痛みを訴えるのはごく少数です。

これは、ある程度の年齢の人には老化による骨の変形があるのは珍しいことではなく、そのような変形があっても痛みに直結するわけではない、ということを意味します。

事実、腰痛が多い年齢層は35～55歳といわれています。高齢者ほど腰痛になりやすいというイメージはまったくの誤解です。

また、腰痛患者と健常者のレントゲンを比較したいくつかの研究では、どちらのグループにも同じくらいの割合で骨の変形が見られることが分かっています。これもまた、骨の変形が痛みとは関係ないことを示す結果です。

これらの証拠は、老化によって骨の変形は起きてくるけれど、その変形は痛みの原因ではないということを明確に示しています。

年を取れば皮膚にシワができるように、骨や関節も変化するのです。しかし、ほとんどの場合、それは痛みの原因にはなりません。なぜなら、痛みというのは電気信号なので、その発生にはエネルギーが必要だからです。老化や変形はエネルギーを生まないので痛みの原因にはなりにくいのです。

ですから、病院で「骨や関節の変形がある」と言われても、勇気を持って普段どおりの生活を続けてください。怖がって動かさないようにしてしまうと、かえって痛みを招くことになります。

また、骨の変形にばかり意識を向けて神経をすり減らしていると、そのストレスがやはり痛みを招きます。

過去の常識⑤ 画像検査で痛みの原因が分かる

骨や関節の変形が痛みの原因にならない以上、レントゲンやMRIなどの画像検査で痛みの原因が分かることは多くはありません。

レントゲンでは骨の変形を、CTやMRIではそれに加えて椎間板の変形を確認できますが、今ではそのどちらも痛みの原因ではないことが分かっています。

たとえば、オランダのライデン大学で、坐骨神経痛の患者さんに対して椎間板ヘルニア手術を行ったケースを調査したところ、15～20パーセントで症状が良くならなかったり再発したりしていました。

坐骨神経を圧迫している突出した椎間板を取り除いてもなお、症状が良くならないということは、画像検査で確認できるその異常は真の原因ではないということでしょう。

さらに、腰椎椎間板ヘルニアの治療を受けた1年後にMRIを撮ったところ、症状が良くなったのか悪いままなのかを判別できなかったそうです。

これは、ＭＲＩでは症状を判断できないということであり、ＭＲＩなどの画像検査で分かる骨や椎間板などの変化によって痛みなどの症状が起きているわけではない、ということを改めて示す結果だといえます。

また、ノルウェーで行われた研究では、画像検査によって脊柱管狭窄症を正しく診断することはできない、ということも分かっています。

これまで、脊柱管狭窄症は脊柱管という脊髄神経が通る背骨の通路が狭くなって起こるものとされてきましたが、その症状がない人の多くにも、画像検査で脊柱管の狭窄が見られることがこの研究で明らかになったのです。

同様の研究は他にもいくつか行われていて、そのいずれもが「脊柱管の狭窄があっても脊柱管狭窄症の症状が起きるわけでない」という結論を得ています。

興味深いのは、画像検査の技術が大きく進歩した１９９０年代に、脊柱管狭窄症の診断を受ける人が増えたことです。

これは、腰痛などで画像検査を受けたときに、脊柱管が狭窄しているというだけで脊柱管狭窄症と診断された人が相当数いる、ということではないでしょうか。

同様にこれまでは、腰椎椎間板ヘルニアやすべり症が見つかれば、それが腰痛の原因とされてきましたが、今では余計な画像診断で骨や関節の変形を明らかにすることは患者さんの不安を高めるだけである、という認識に変わりつつあります。

日本の腰痛診療ガイドラインでも、レッドフラッグ（危険信号）がない限り、大半のケースで画像検査は不要であると書かれています。

過去の常識❻ 椎間板ヘルニアで神経が圧迫されると腰痛になる

第1章の「腰椎椎間板ヘルニアは腰痛の原因ではない？」と重なりますが、ここで改めて椎間板ヘルニアについて考えてみます。

椎間板ヘルニアとは、脊椎の一つひとつの骨の間でクッションの役割をしている椎間板の中にある柔らかい中身が後ろへ突出したもので、腰椎の椎間板が神経（脊髄神経や神経根）を圧迫・刺激すると、腰痛や下肢痛などの症状を起こすとされています。

しかし、先にもご紹介したように、腰痛のない健康な人の76パーセントに椎間板ヘルニアが存在し、85パーセントに椎間板の変形など椎間板変性の状態があることが分かっています。

また、フィンランドの研究では腰痛経験者の約半数は椎間板に何の問題もないことが分かっており、今では椎間板ヘルニアと腰痛との因果関係はほとんどないとされています。一説に、腰痛の原因として椎間板ヘルニアが関与している割合は2~3パーセントにすぎないといわれているほどです。

しかも、MRIの普及によってヘルニアの経過を追うことが容易になり、ヘルニアは自然に縮小して消えることも分かってきました。つまり、ヘルニアが何らかの問題を起こしている数少ないケースであっても、下肢の麻痺や排尿・排便の障害がなければ、ヘルニアの手術は基本的には不要ということです。

さて、腰椎椎間板ヘルニアや脊柱管狭窄症については、神経が圧迫されて痛みが起きると考えられてきましたが、そもそも、神経を圧迫すると本当に痛みが起きるのでしょうか?

神経は被覆された電気コードのようなもので、傷んでなければその途中を圧迫しても痛みを起こすことはないと考えられています。

これについて、痛み研究の第一人者である熊澤孝朗氏は「神経線維は通常、その末端にある受容器からの信号を伝えるものであって、その途中が興奮を起こしたりするようなことはありません」と著書『痛みを知る』の中で明言しています。

また、滋賀医科大学名誉教授の横田敏勝氏は、著書『臨床医のための痛みのメカニズム』（南江堂）の中で、「脊髄後根を圧迫すると神経根痛（radicular pain）がでて、圧迫された後根の支配領域に痛みが走るとみられている。しかし、この考えは特別な場合にしか通用しない。たとえば、脱髄線維を含む脊髄後根への機械刺激は神経根痛を誘発するが、正常な脊髄神経根の圧迫は痛みを生じない」と書いています。

難しい医学用語が使われていますが、要約すると、傷んでいない正常な神経を圧迫しても痛みを起こさないということです。

そういうわけで、通常、骨や椎間板の変形などで神経が傷むことはなく、傷んでいない正常な神経であれば、圧迫されても引っ張っても痛みを生じることはありません。

また、椎間板自体には神経はなく、障害を受けた椎間板に神経が入り込んだ特殊なケースであっても、そこで痛みを生じていることはないようです。つまり、椎間板の変性が痛みを生じることはないということです。

腰痛のない健常者41人の椎間板をＭＲＩで撮影して5年間追跡調査したところ、むしろ椎間板の変形がある方が腰痛の発症率は低いということが分かっています。このことからも、椎間板の変性はごく自然な現象であり、痛みとは関係ないことが分かります。

福島県立医科大学学長の菊池臣一氏も、「椎間板変性はある程度の運動性を犠牲にして、支持性を増しているとも考えられます。加齢現象としての椎間板変性はそれなりの理由があるように思えてなりません」と著書『腰痛をめぐる常識の嘘』で述べています。

このように、椎間板の変形（変性）は加齢にともなう自然な現象であるという考え方は医師の間でどんどん広まっており、椎間板変性を腰痛の原因と考える整形外科医は23パーセントしかいないというデータもあります。

腰椎椎間板ヘルニアや脊柱管狭窄症の手術をして神経への圧迫を取り除いても、痛みが楽にならない方がたくさんいるのも、その圧迫が痛みの原因ではないからでしょう。

実は、神経の圧迫が痛みを起こさないことは誰でも体感的に分かっています。

たとえば、足の裏の神経には全体重がかかりますが、それによる痛みは発生しません。これは足の裏だけではなく全身に言えることです。神経がそれほど圧迫に弱い器官であれば、世の中、痛みや麻痺の患者さんだらけになってしまいます。

では、腰痛の痛みはどこからきているのかというと、筋肉や関節周辺にある痛みのセンサー＝ポリモーダル受容器がその発生源である、と最近では考えられています。つまり、電気コード（神経）ではなく、その先についている痛みのスイッチ（痛みのセンサー）に問題が生じているのです。

多くの場合、外からの力や交感神経の緊張状態が続くことによって筋肉が緊張して、ポリモーダル受容器を興奮させて痛みが発生します。

さらに、その痛みが長期間続くと、痛みのしくみが変化して自ら痛みを発するようになり、痛みの悪循環にはまりこみ、なかなか治りにくい慢性痛症になっていきます。

ですから、なるべく早めに痛みを取ることが重要なのです。

なお、椎間板変性や椎間板ヘルニアには化学物質ホスホリパーゼＡ２（ＰＬＡ２）が関与していると考えられていましたが、椎間板ヘルニアや椎間板変性と正常な椎間板との間にＰＬＡ２の値に差はないことが研究で明らかになっています。

過去の常識⑦ 坐骨神経痛は椎間板ヘルニアによって起きる

坐骨神経とは腰椎から出た神経が何本かまとまった太い末梢神経のことで、お尻から足にかけての運動と感覚を支配しています。そして、その坐骨神経が腰椎椎間板ヘルニアなどで圧迫されて障害を起こし、腰からお尻、脚にかけての痛みやシビレを起こしたものを坐骨神経痛といいます。これがこれまでの常識です。

しかし、ここで考えてほしいのは、正常な神経は単純な圧迫をされても痛みやシビレを出すことはないということです。これは繰り返しご説明しているところです。

そして、神経の圧迫が痛みやシビレにつながらないのであれば、たとえヘルニアがあっても、それが坐骨神経痛の症状の原因であるとはいえません。腰の椎間板による神経の圧迫が、脚の痛みやシビレの原因となるケースはとても少ないのです。

つまり、脚に痛みやシビレが生じているのなら、脚そのものに問題があるということです。その問題が何かということについては次の章で詳しくご説明します。

ともかくここでは、「坐骨神経痛が腰椎椎間板ヘルニアによる正常な神経の圧迫で起きるとは考えにくい」という点のみ、ご理解ください。

では、正常ではない傷ついた神経が圧迫されるとどうなるか?

傷ついた神経は被覆のはげた電気コードのようなものですから、圧迫されると痛みやシビレなどの問題を生じます。

一方、正常な神経に関しては、強い圧迫が加えられた場合に限り麻痺症状が起きてきますが、痛みやシビレは起きません。これが、傷ついた神経を圧迫した場合との違いです。

シビレと麻痺を混同している方が多いのですが、前者は感覚の異常であるのに対し、後者は感覚そのものが鈍くなったり体を動かせなくなったりする、という点が違います。

痛みやシビレが腰椎椎間板ヘルニアで起きることはまれですが、ヘルニアが麻痺を引き起こすことならあります。頚椎椎間板ヘルニアによる頚部脊髄症（脊髄麻痺）と、腰椎椎間板ヘルニアによる馬尾症候群（下肢の麻痺）がそれです。

これらはどちらも手術の適応となりますが、腰椎椎間板ヘルニアによると見られる麻痺がある場合でも馬尾症候群を伴わないのであれば、その9割は自然回復が期待できるともいわれます。これは、福島県立医科大学教授の紺野愼一氏の著書『あなたの腰痛が治りにくい本当の理由』（すばる舎）で指摘されていることです。

いずれにしても、馬尾症候群や頚部脊髄症は非常にレアなケースであるということです。

過去の常識❽

椎間板ヘルニアや脊柱管狭窄症は手術が必要

ここまで順に読んできた方は、この常識が間違いであるとすぐに分かるはずです。ごくまれなケースを除けば、椎間板のヘルニアや脊柱管の狭窄が痛みの原因になることは考えにくく、手術の必要は無い可能性が高いでしょう。

アメリカのメーン州で行われた、坐骨神経痛と脊柱管狭窄症で手術を受けた655例の治療成績を追跡した研究では、手術実施率の高い地域で手術を受けた人は、手術実施率の低い地域で手術を受けた人よりも症状の改善が思わしくないという結果が出ています。

この結果は、手術実施率の高い地域では、本来手術が必要でない人まで手術を受けていることによるものでしょう。

また、アメリカ・ボストンの病院で、脊柱管狭窄症の手術を受けた人の7〜10年後の状況を追跡調査したところ、4分の1が再手術を受け、3分の1が重度の腰痛を訴え、さらに半数以上が2ブロック程度の距離も歩けない状態であることが明らかになっています。

つまり、長期的に見ると手術はたいした成果を上げていないということ。これは、これから脊柱管狭窄症の手術を受けようという人にはショッキングな数字かもしれません。

こういった事実が次々と明らかになってきたことから、整形外科の医師たちも腰痛患者に対して手術を行うことをためらうようになってきているようです。

たとえば、第17回米国疼痛学会において、マイアミ大学総合疼痛リハビリテーションセンターのヒューバート・ロゾモフ博士は、「腰痛患者に2週間のリハビリを行うことで99パーセントの手術は避けられる」と発表しています。

さらに、同博士は手術やその他の治療でも治らない腰痛について、「その多くの症例では、痛みの根源は脊椎や周囲の神経ではなく、むしろ、筋肉や靭帯などの支持組織にある」ということを述べています。

ここで博士のいう「手術やその他の治療でも治らない腰痛」は英語で「failed back syndrome」と呼ばれますが、これについて同学会に出席したノースカロライナ疼痛医療センターのリン・ジョンソン所長は、「腰椎に何らかの手術を受けた患者の10～40パーセントはfailed back syndromeになる」と指摘しています。

つまり、腰痛のための手術で腰痛をこじらせてしまうということであり、腰痛以外の痛みの症状についても、これと同様のことがいえます。

次章では、過去の常識の通用しないことが明らかになった痛みの症状に対して、どのようなアプローチが有効なのかということについてご説明しましょう。

「覆される過去の常識」のポイント

- 安静にしないほうが腰痛は早く治る。
- 腹筋が弱くて腰痛になることはない。
- 痛みを我慢しすぎると「痛みのしくみ」が変化して「慢性痛症」になる。
- 老化や変形が痛みの原因となることはない。
- ＭＲＩなどの画像検査では痛みの原因は分からない。（骨折や悪性腫瘍、感染症、結晶性関節炎やリウマチ等を除く）
- 腰椎椎間板ヘルニアが腰痛や坐骨神経痛の原因とは考えにくい。
- 腰椎椎間板ヘルニアや脊柱管狭窄症の手術の有効性に疑問が呈されている。

第3章

痛みをすみやかに緩和する施術法

筋肉と皮膚を中心としたアプローチ

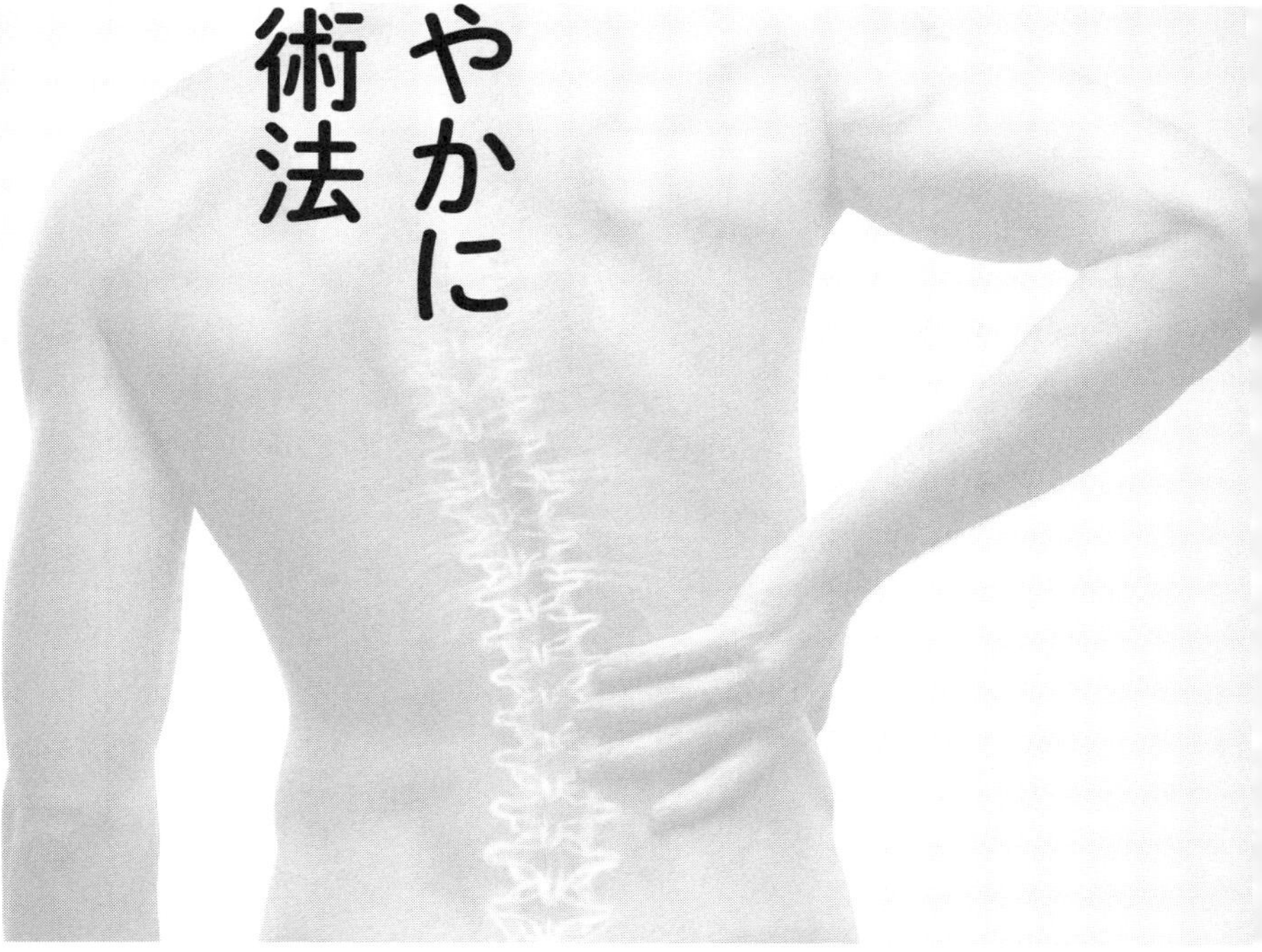

「痛みのスイッチ」が押されたままになっていないか？

多くの場合、関節の変形や圧迫は痛みの原因ではなく、その一方で、心理的・社会的な問題によるストレスが痛みの症状の一因となりうる――ということが、ここまでのところでご理解いただけたと思います。

さらに、腰痛に関していえば、これまでの常識とは異なり、安静にしないほうが痛みは早く和らぎ、椎間板ヘルニアや脊柱管狭窄症の手術の有効性にも疑問が呈されているということでした。

ただ、手術に期待できないのであれば、自然治癒を待つしかないということになり、それではかえって不安だという方もいるでしょう。

また、痛みを我慢しすぎると、痛みのしくみが変化して慢性痛症になることもあるため、痛みを和らげる何らかの手段が必要となります。

そこで、この章では、新しく分かってきた痛みのしくみに基づく施術法について、ご説明しましょう。

これまで、腰痛をはじめとする痛みの症状は、骨の変形などによる神経の圧迫が原因で起きてくるとされてきました。

しかし、第1章でご説明したように、痛みのセンサーを「スイッチ」に、そのON／OFFを伝える神経を「電気コード」に、脳が痛みを感じることを「電球の点灯」に例えてみると、電気コードにあたる神経を圧迫しても痛みが生じることはない、ということが分かります。

神経を守っている鞘や神経自体が何らかの原因で損傷した特殊なケースでなければ、その圧迫によって痛みを生じることはないのです。

では、整形外科や接骨院などを何軒もハシゴしても治らないような「しつこい痛み」は何が原因なのでしょうか？

そのヒントは「スイッチ」＝痛みのセンサーにあります。つまり、痛みのセンサーが何らかの原因で興奮したままになり、痛みの信号を発し続けているのです。

特に問題となるのが、ここまで何度か登場したポリモーダル受容器。これは、筋肉や皮膚、靭帯などに広く分布しており、その興奮が続くとしつこい痛みとなります。

ストレスが原因で起きる痛みであれば、次のような痛みのしくみが考えられるでしょう。

ストレス
↓
交感神経の持続的興奮
↓
皮膚・筋肉・靭帯の持続的緊張
↓
局所の血流不足とそれに伴う酸欠
↓
ポリモーダル受容器（痛みのセンサー）の興奮
↓
痛みを感じる
↓
筋肉がさらに緊張する
↓
局所の血流不足とそれに伴う酸欠がさらに進行する

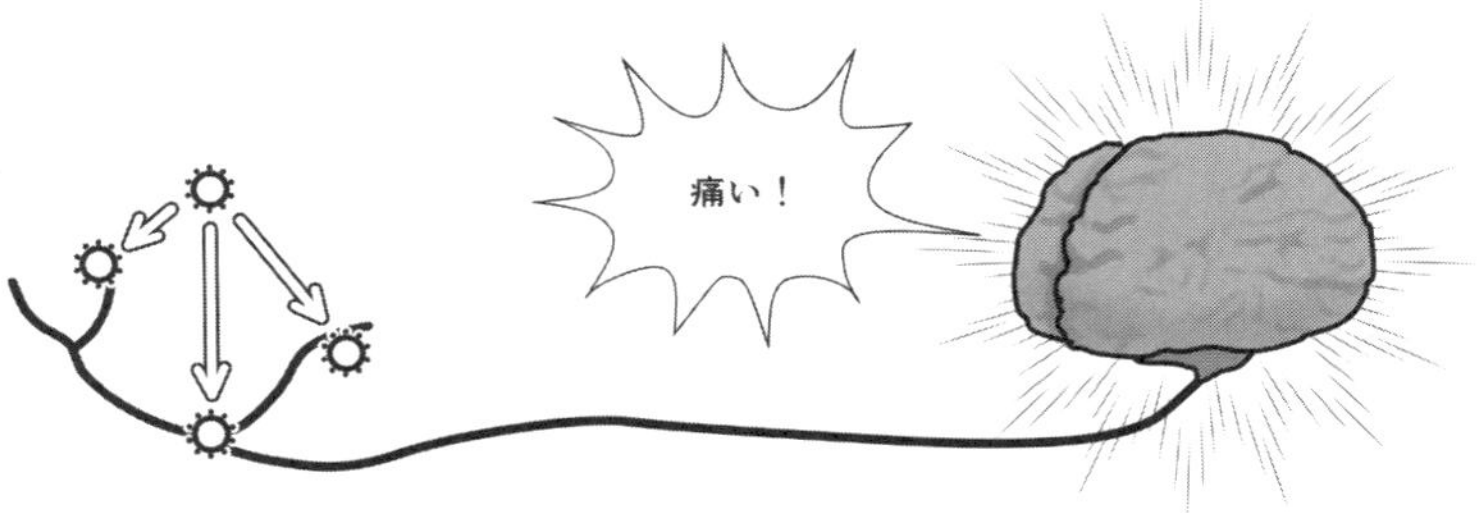

受容器が刺激を受け取ると電気信号を神経に伝えて脳に送る

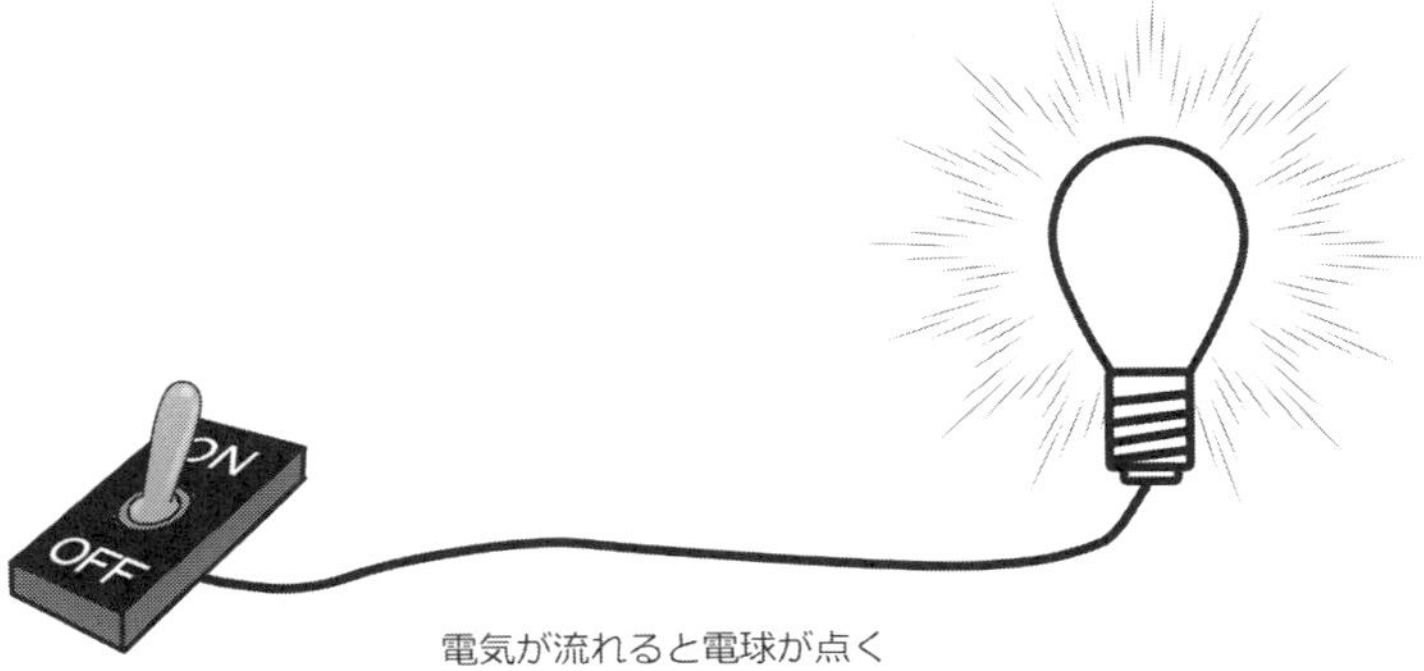

電気が流れると電球が点く

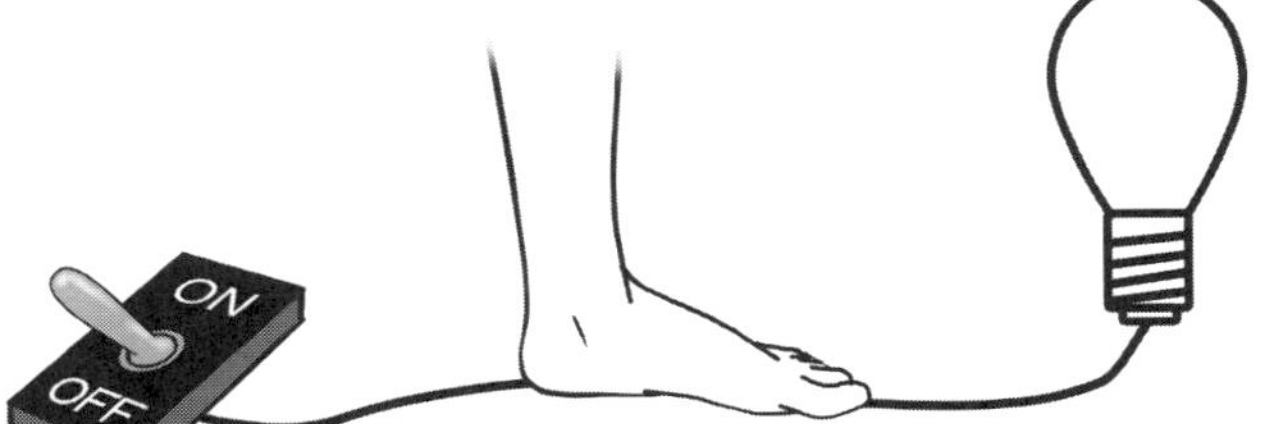

ふんづけても電気はつかない

単純な神経圧迫では痛みは生じない

↓
痛みの増強

このようにして生じた痛みは新たなストレスとなり、痛みの悪循環のサイクルに陥ってしまいます。

とにかく「痛みのスイッチ」を切るべし

この痛みの悪循環のサイクルは、ストレスだけがスタート地点になるわけではありません。サイクルはどこからでも始まることがあり、たとえば、仕事や日常生活における姿勢や動作による筋肉の緊張によってポリモーダル受容器が興奮して、痛みの悪循環が始まるかもしれないのです。

また、スポーツで靭帯などへ一時的に無理な刺激が加わったことで、筋肉の微小損傷を起こし、そこにあるポリモーダル受容器が興奮して、痛みの悪循環が始まることもよくあります。テニス肘などは多くがこのパターンだと考えられます。

そういう痛みが生じると、「腰を壊した」「首を痛めた」「肘を壊した」という風に思ってしまいがちですが、ポリモーダル受容器の興奮さえ鎮めてしまえば痛みは治まるので、とにかく痛みを止めて、悪循環のサイクルを断ち切ることが大切です。

それには、温泉などにゆったりつかってリラックスしたり、本などで痛みのしくみについて学び、痛みへの不安を拭い去ったり、あるいは、マッサージやストレッチ、深呼吸などのリラクゼーション法などで筋肉の緊張を解消したりすることが有効でしょう。

しかし、それ以上に有効で即効性に優れるのは、筋肉や皮膚のポリモーダル受容器へ直接アプローチして、押されたままになっている痛みのスイッチを切ってしまうことです。これは痛みだけでなくシビレにも同様に有効です。

さらに、ポリモーダル受容器へのアプローチはケガの痛みも緩和します。

ケガをした瞬間に感じるズキーンとくる痛みを一次痛、その後のズーンという痛みを二次痛と呼ぶ、と前のほうでご説明しましたが、このうちポリモーダル受容器は二次痛のほうに関与しているので、その興奮を鎮めることでケガの後にいつまでもズキズキとくる痛みが緩和されます。

痛みのほとんどはある種の筋肉痛

レントゲンなどに痛みは映らないし、その原因も分からないことが多いですが、筋肉や皮膚に触れてみると痛みのありかや原因箇所が見えてきます。それはほとんどの痛みが、筋肉や皮膚にある「痛みのスイッチ」＝ポリモーダル受容器の興奮で生じているからです。

押してみて痛い筋肉があったり、普通と比べて硬い皮膚があったりするところでは、ポリモーダル受容器が興奮して痛みを生じている可能性があります。

特に問題となるのが筋肉。痛みのほとんどはある種の筋肉痛だといってもいいほどです。そのため、痛みの原因となっている筋肉が柔らかくなるように施術すると、多くの痛みは解消されていきます。

筋肉を柔らかくする方法は、ポリモーダル受容器への施術でもいいし、鍼治療でもマッサージでもストレッチでもＯＫ。とにかく、患者さん自身が安心できて筋肉が柔らかくなればいいのです。

かつて整形外科では、腰痛といえば骨や椎間板の変形に原因を求めてきましたが、近年は、腰痛診断・治療の焦点を筋肉に向けるべきだという意見が医師の間にも見られます。

たとえば、国際医学新聞「Medical Tribune」（メディカルトリビューン）は、米国疼痛医学会の会長であるノーマン・マーカス氏は数十年にわたり、筋肉に焦点を置いた腰痛へのアプローチを実行しており、「患者の大部分では、腰痛のおもな原因は筋肉の障害や緊張である」と述べている、と報じています。

マーカス氏はMRIなどの画像検査の乱用の問題性にも触れ、「筋肉に関する診断が行われないため、腰痛の原因として骨格や中枢神経軸を指摘する情報ばかりとなり、その結果、真の原因である筋肉痛が見過ごされて多くの的外れの治療が行われている」と厳しい指摘をしています。

つまり、画像検査があるために骨の異常がクローズアップされすぎていて、痛みの真の原因である筋肉の問題が無視されているということです。

「坐骨神経痛」は坐骨神経の問題ではない？

脚部に痛みやシビレなどの症状を起こす坐骨神経痛もまた、ポリモーダル受容器の興奮が原因で起きることがあります。

一般に、坐骨神経痛は腰椎椎間板ヘルニアによる神経の圧迫が原因で生じるといわれていますが、痛みやシビレの信号は末梢から脊髄への一方通行ですから、脊髄に合流するところで起きた神経の圧迫が末梢の痛みを起こすとは考えにくいのです。

そこで、ここはシンプルに、脚部のポリモーダル受容器の興奮こそが、痛みやシビレの原因だと考えたほうがよさそうです。

それによる痛みの信号は、近くの他の神経の末端へ飛び火してそこを興奮させることがあり、その場合、坐骨神経の経路に沿って痛みやシビレが広がっていきます。

これはいかにも坐骨神経に問題が生じているように見え、そのため、これまでは坐骨神経痛ではヘルニアによる坐骨神経の圧迫が疑われてきました。

しかし、実際には脚部の筋肉などにあるポリモーダル受容器の興奮が原因なので、脚の筋肉を緩めることでその症状を緩和することが可能です。

私の経験では、腰椎椎間板ヘルニアの症状とされるものの多くは、神経の圧迫ではなく、筋肉の持続的な緊張によるポリモーダル受容器の興奮が原因となっているように思えます。実際、筋肉を緩めるだけで、症状が楽になる患者さんが多いのです。

さらに、痛みの治療で定評のある加茂整形外科医院の加茂淳氏によると、ヘルニアや脊柱管狭窄は痛みの原因ではなく、むしろ筋肉の問題の結果だといいます。

加茂氏は、医学雑誌「iliholi」（エクスナレッジ）の寄稿記事で、「ヘルニアや脊柱管狭窄は痛みの原因ではなく、結果とみるほうが理屈に合います。つまり筋肉のこわばり短縮の結果なのです。筋肉の短縮はO脚変形や前方へ突き出た丸まった肩などをきたし、それが軟骨や椎間板の変性を起こす要因のひとつとなっているのです」と書いています。

つまり、筋肉の持続的な緊張は痛みの原因となるばかりでなく、骨や椎間板の変形の原因にもなるということです。

これらは連携して起きてくるため、一見すると痛みの原因が骨や椎間板にあるように思えますが、実は原因と結果は逆だったという話です。

なお、手足の指の力が入りにくくなったり、膝の力が抜けてカクッとなったりするような脱力の症状に関しても、これまでは原因として神経の圧迫が疑われてきましたが、実際には筋肉の持続的緊張が原因になっていることが少なくありません。

事実、関連する筋肉を緩めるとその場で症状が緩和することが多いです。

これ一つとっても、痛みの原因を骨や神経にばかり求めず、筋肉にも目を向けてみることの大切さが分かります。

「痛みの引き金」を緩めよう

痛みのほとんどはある種の筋肉痛だといいましたが、激しい運動の後などに生じる筋肉痛などは、普通は2~3日で自然に解消されるものです。しかし、休息を十分にとれなかったり、ストレスが大きかったり、質的栄養失調であったり、体を冷やしたりすると血流が不十分な状態が続き、痛みが消失していかないことがあります。

子どもにはそういう問題を起こしている筋肉はそんなに多くはありませんが、大人の体ならそれを探すのは難しくありません。

しかし、精神的に不安定な方、低体温の若い女性、妊娠中に貧血を指摘されたお母さんから生まれたお子さん、一人暮らしで食生活の乱れている方は要注意です。

体のあちこちを押したり揉んだりしてみると、他と比べてひどく痛い箇所や硬いしこりに触れることがあるでしょう。いわゆる「筋肉のコリ」です。

コリのなかには押すとそこだけが痛いものもあれば、押したときに他の場所に痛みやシビレが広がるものもあります。その広がる痛みやシビレは「関連痛」といい、押すことで関連痛を生じるコリのことを特別に「トリガーポイント」といいます。つまり、痛みの引き金（トリガー）というわけです。

トリガーポイントは痛みに敏感で、動作に伴う痛みの原因となるだけでなく、重症になると安静時にも痛みを生じるようになります。

椎間板ヘルニアや脊柱管狭窄症などで骨などの変形が実際に見られる場合であっても、痛みそのものはトリガーポイントが引き金になっているといっていいでしょう。

顎関節症、肩関節周囲炎（五十肩）、腱鞘炎、手根管症候群、テニス肘、変形性膝関節症、変形性股関節症、半月板損傷、腱板損傷、肋間神経痛……などについても、その痛みそのものは多くがトリガーポイントに由来すると考えていいのです。

このトリガーポイントをうまく緩めることができれば、関連痛をはじめとする諸症状も解消されるため、これを、その関連痛の症状に効く、ある種の「ツボ」のようなものと考えることもできます。

トリガーポイントは意外なところにある

筋肉のコリを押してみて現在感じている症状が再現できれば、そのコリ（＝トリガーポイント）が症状の引き金となっている可能性があります。

ただし、トリガーポイントが症状の箇所と一致するとは限らないのが難しいところです。たとえば、手の人差し指から親指にかけての痛みやシビレの場合、手の周辺ではなく、首の前側の斜角筋という筋肉にトリガーポイントが生じていることがあります。その場合、首のほうのトリガーポイントを緩めることで、手の症状が解消されていくでしょう。

膝の症状なども同様で、膝の周辺ではなく、腰の筋肉のコリや足指の付け根あたりのコリがトリガーポイントになっていることがあります。いずれも、押してみて症状が再現されたなら、そこがトリガーポイント。緩めることで症状が改善されます。

なお、トリガーポイントは痛み以外のさまざまな症状の原因になることもあります。首の前側にある太い筋肉（胸鎖乳突筋）のトリガーポイントがめまいの原因となったり、噛むときに使う筋肉（咬筋）のトリガーポイントが耳鳴りの原因になったりするのです。

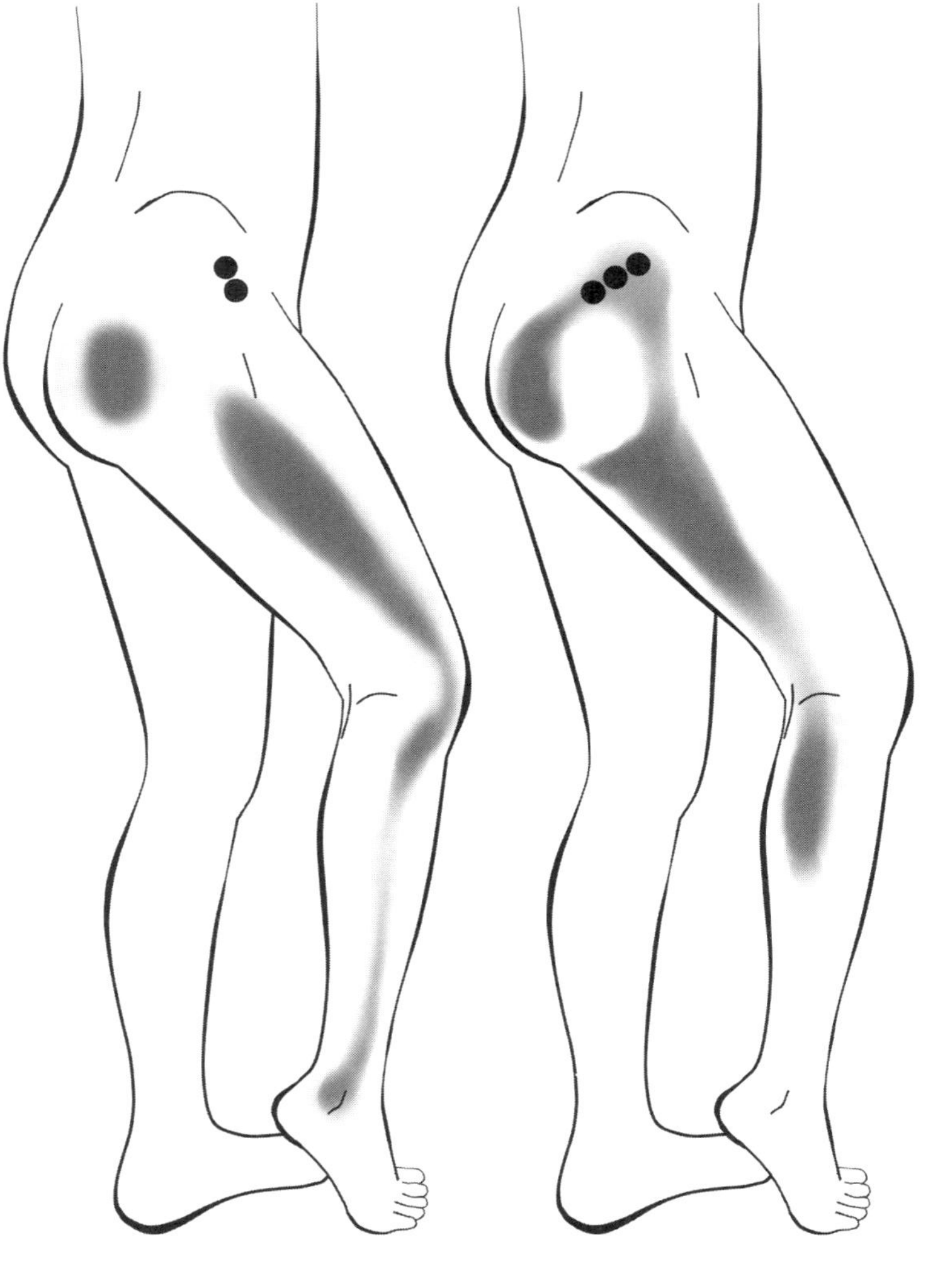

たとえば腰の周辺にあるトリガーポイントの一例

鍼灸や指圧などの施術が、痛みをはじめとするさまざまな症状に効くことがあるのは、それらの治療法が何らかの形でトリガーポイントにアプローチしているからでしょう。

表皮はそれ自体が高精度なセンサーだ

筋肉とならんで、もう一つ私が注目しているのが皮膚です。

皮膚は非常に感度のいいセンサーであり、たとえば、ガラス板の上に置かれた直径数十ミクロンの1本の髪の毛を指先は正確に把握できますし、熟練した職人などは数ミクロンの傷や歪みなどを手で感知できるといいます。

こういった刺激を受け取る受容器は比較的まばらにしか存在しないため、これまでは、なぜ数ミクロン単位という高精度の触覚が可能なのか謎とされてきました。

ところが、資生堂ライフサイエンス研究センター主任研究員の傳田光洋氏などの研究により、表皮の細胞一つひとつがセンサーになっていて、そこで受けた刺激をポリモーダル受容器に伝えていることが分かってきます。

つまり、表皮にはまんべんなくセンサーが敷き詰められており、結果、皮膚が非常に鋭敏な感受性を持つことになった、ということです。

これについて傳田氏は著書『第三の脳』（朝日出版社）で、「表皮そのものがセンサーである、表皮こそ皮膚感覚の最前線である」と書いています。

傳田氏によると、表皮細胞が免疫に関係する物質やストレスに関係するホルモンなどを合成することも分かっているそうです。

どうやら、皮膚にはこれまで知られていなかった働きが隠されているようです。

もちろん、そこにポリモーダル受容器がある以上、さまざまな痛みの症状にも深く関係しているはずです。

これについては後で詳しく書きます。

1秒5センチの速度で皮膚に触れると……

傳田氏の『第三の脳』には、心と皮膚との深い関係についても触れられており、たとえばごわごわした下着がストレスになるという話や、うつ状態の女性にマッサージを施したらストレスが改善されたという話が紹介されています。

このうち後者の例では、体を動かすストレス解消法は有効でなかったことから、傳田氏は、「こころに及ぼす作用については、とりわけ皮膚感覚が大きな影響を振るっているらしいのです」と結論づけています。

また、皮膚へのダメージによって生じる物質が、心をうつ状態にする可能性についても触れ、「皮膚、とくに表皮はさまざまな刺激に応じて多様な情報伝達物質を作り、放出します。これを制御する方法が見出されれば、皮膚への刺激、たとえばマッサージなどで、こころと身体の状態を良い状態に導くことが可能になるでしょう」と述べています。

ここは重要です。ストレスは痛みに深く関与しているため、皮膚への適切な刺激でストレスが緩和されると痛みも和らいでくるでしょう。

また、ポリモーダル受容器に効果的に働きかける触れ方をすることで、そこで生じている痛みを直接緩和することもできます。

桜美林大学准教授の山口創《はじめ》氏の著書『手の治癒力』（草思社）には、痛みに効果的な触れ方のヒントとなる実験が紹介されています。

その実験では、大学生の友人同士にペアを組んでもらい、一方が他方の体に、1秒に1センチ、5センチ、20センチの3種類の速度で触れたときに、触れられた側の気分の変化と自律神経の活動について測っています。

結果、1秒に5センチの速度で触れられた場合に、受け手はもっとも気持ちよく感じ、もっとも副交感神経の機能が高まることが分かりました。つまり、リラックス効果が一番高かったということです。

そして、ここがポイントですが、この1秒に5センチという速度で触れられたときに、もっともよく反応するのがポリモーダル受容器なのです。

山口氏は、この速度は哺乳類の母親が赤ん坊を舐める速度にも近いことに着目し、犬や猫などが自らの前肢を舐めることも、ストレスを癒すためであると述べています。

筋肉と皮膚と靭帯のネットワークを調整する

先人たちによるこれらの研究成果を踏まえ、私の接骨院では筋肉と皮膚、そして靭帯にあるポリモーダル受容器へアプローチしてその興奮を鎮め、痛みを和らげる施術を行っています。

効果的に痛みを取り除くためにトリガーポイントの考え方を取り入れていますが、一般に「トリガーポイント治療」と呼ばれる治療法が、注射や鍼治療などでトリガーポイントを解消しようとするのに対し、私のやり方ではとても軽い触刺激が中心となります。

また、トリガーポイントそのものではなく、筋肉と皮膚と靭帯を協調させているある種のネットワークの働きを回復させることを狙い、特定の施術ポイントへアプローチしていきます。

たとえば、テニス肘で肘の外側が痛い場合、首—肩—肘—親指……と連なるネットワークに筋肉の張りやコリ、皮膚の硬さなどの異常が現れているので、それらを軽い触刺激で調整します。すると、肘の動きに関係する筋肉と皮膚と靭帯の協調性が回復し、痛みが緩和されて楽に動かせるようになるのです。

一例を挙げると、たとえば首の頸椎と胸の胸椎付近の筋肉はそれぞれ手の筋肉と対応し、腰の腰椎付近の筋肉はそれぞれ足の筋肉と対応しています。そのため、首と頭の付け根の頸椎1番というところが硬いと、手の親指と人差し指の間のあたりも硬かったりします。

この場合、首と手の両方に触刺激を与えると、効果的に首の筋肉を緩めることができ、痛みもすみやかに解消されることになります。

多くの患者さんが痛みのない生活を取り戻している

この施術法により、当院に来院される患者さんのうち、80パーセント近くの方は5回程度の施術でかなり症状が解消されています。

残りの20パーセントの患者さんは、なかなか治らなかったり、再発したりしていますが、これはいろいろな要素が複雑に絡んでくるのでなかなかこうとは説明できませんが、今後の研究課題です。

施術頻度は個人個人で相談しながら決めますが、多くの場合2週間に1回で十分で、改善度合いによって施術間隔を開けていきます。

神経が損傷したことによる痛みや内臓からの痛み、がんや化膿性関節炎による痛みなどは施術対象となりませんが、それを除けば、たいがいの症状は当院で改善しています。

また、慢性的な痛みやシビレの症状だけでなく、ギックリ腰など急性の痛みにもこの施術法は有効です。

ギックリ腰とは腰部の急性痛のことで、中腰の不安定な姿勢で重いものなどを持ったときに不自然な刺激が腰に加わり、痛みセンサーが興奮して痛みを生じたものです。

一般的には病院で安静を勧められ、マッサージなどは禁止されますが、安静にして様子を見ているうちに痛みの悪循環が起こって、かえって痛みが長引いてしまうことがあります。


しかし、当院の場合、心理社会的要素が強く、激痛発症したギックリ腰でなければ、1~2回の施術で痛みはなくなることが多いです。事実、歩くことすらままならず必死の思いで来院された患者さんが、施術後に普通に歩いて帰られることも多いのです。

筋肉や皮膚への軽い触刺激を中心とした当院の施術は、痛みが強くても安全に行うことができます。

病院で「手術しかない」と言われた方であっても、普通の生活に戻っていくケースが多く、一部、施術に反応しない方や繰り返し症状が出る方もいますが、多くの患者さんは痛みやシビレのない生活を取り戻しています。

ただし、それには条件があります。

当院では毎回しっかりお話を伺い、患者さんの体の状態を把握した上で今の体の状態を伝えます。その後、今後の施術方針や来院頻度、生活上で注意すべき点をお伝えしていま

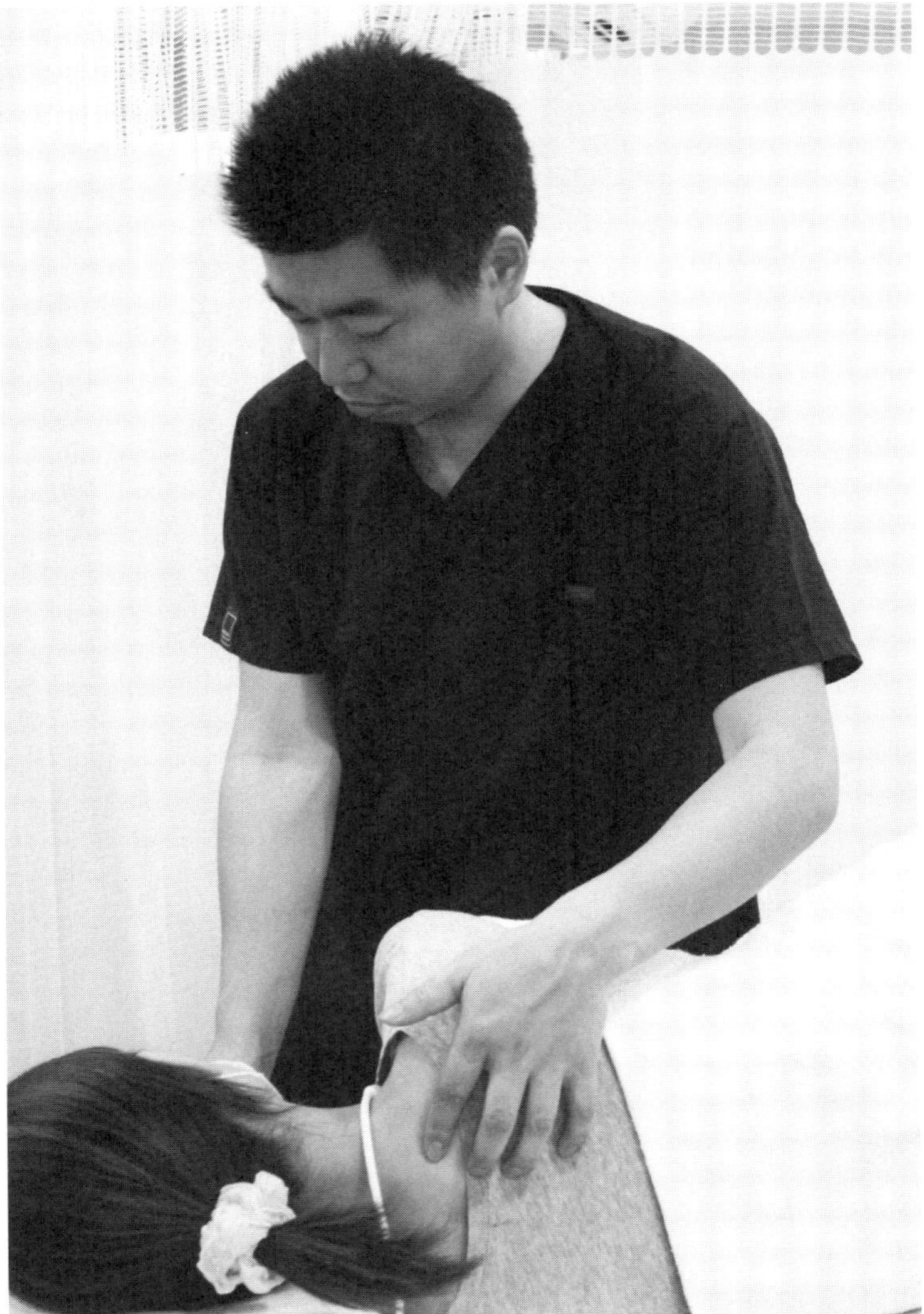

施術中の著者

すが、それを守っていただくことが唯一の条件です。

これまでの経験上、こちらの提案に沿った来院をされ、アドバイスに従った生活をした患者さんほど症状の改善が早いことが分かっています。

早期の回復を目指す上で施術以上に大切なのは、患者さん自身が「治そう」という気持ちをしっかり持ち、日常生活の改善に取り組むことです。見立てや施術はこちらの責任ですが、養生をするのは患者さん側の責任です。

日常生活を改善するといってもそう難しいことではありません。

第4章

「痛みの知識」のアップデート

レッドフラッグ、グリーンライト、イエローフラッグとは

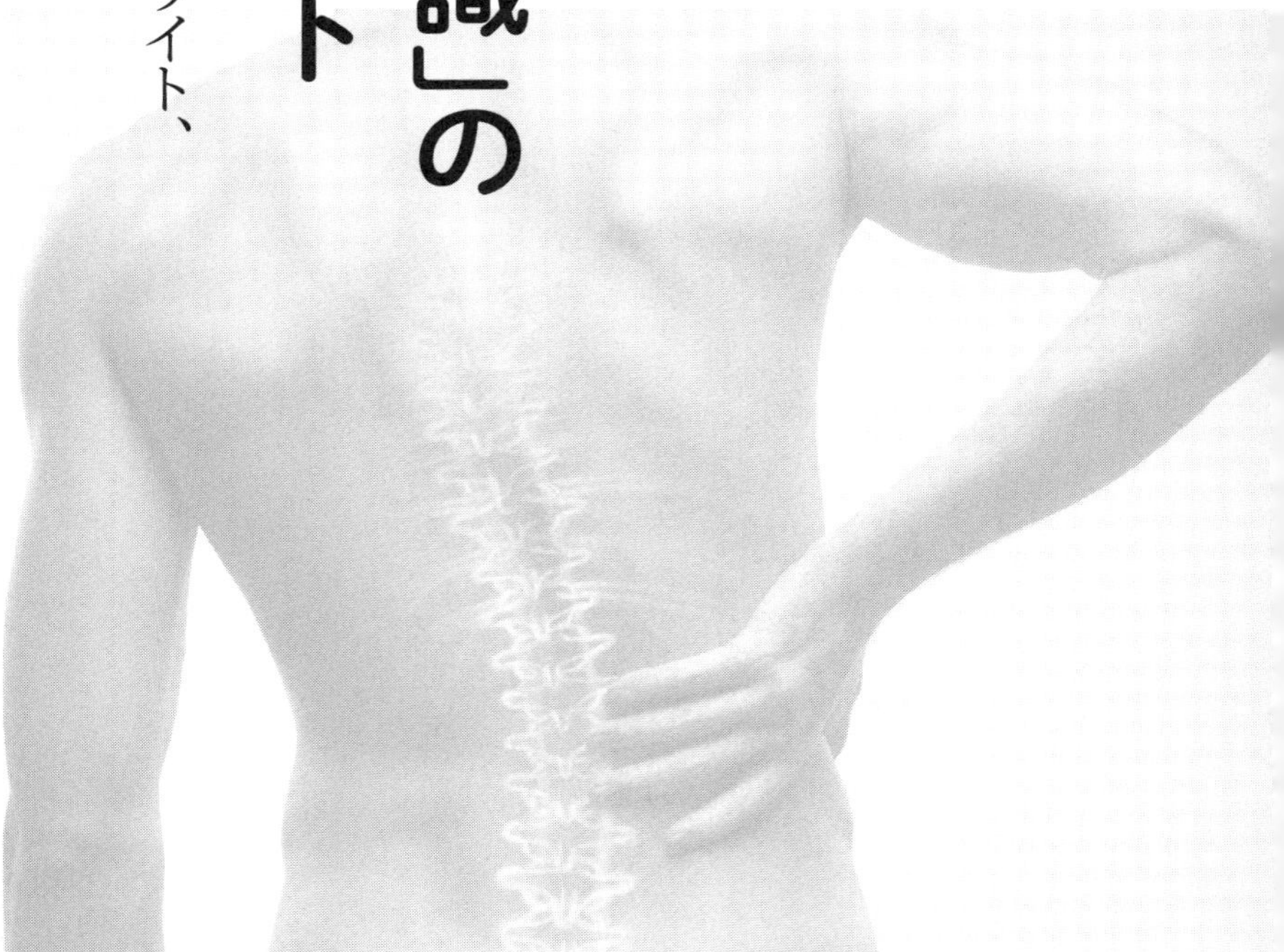

腰痛の3つの信号を理解しよう

ここではまず、第1章で登場した腰痛における3つの信号、レッドフラッグ、グリーンライト、イエローフラッグについて、もう少し詳しくご説明しておきましょう。

腰痛はこれまで、「痛みの背景にはその原因としての損傷が必ず存在する」という損傷モデルで考えられてきたため、その損傷を探し出して問題を取り除くという方針で治療が行われてきました。

ところが近年、特に慢性的な腰痛においては、画像検査などで発見される損傷と痛みとの間に因果関係が薄いことが判明し、ほとんどのケースでは痛みを気にせず普段どおりふるまっていいということが分かってきました。これは、青信号の灯った腰痛ということで「グリーンライト」と呼ばれます。

ただ、まれに腰痛の背後に重大な病気が潜んでいることがあり、その兆候は「レッドフラッグ」と呼ばれます。これは赤信号の灯った腰痛ですから、まず整形外科を受診して、その後、疑われる病気に応じた各科の専門病院で精密検査を行う必要があります。

腰痛の3つの信号

	状態	対処
レッドフラッグ（赤信号）	がん、感染症、骨折、化膿性脊椎炎、内臓の病気、馬尾症候群などの疑い	各科の専門病院を受診
グリーンライト（青信号）	非特異的腰痛、神経根症状	自然に回復する自己限定性疾患なので、痛みを気にせず普段どおりふるまってよい
イエローフラッグ（黄信号）	痛みの改善を妨げる心理的・社会的要因	できるだけ改善に努める

そのレッドフラッグが見受けられない場合、重大な病気が潜んでいる可能性はほとんどありません。ですから、レッドフラッグのない腰痛はほぼすべてグリーンライトの灯った腰痛と考えていいのです。

そして、グリーンライトの腰痛であるにもかかわらず痛みが改善しない場合は、痛みの改善を妨げる心理的・社会的要因＝イエローフラッグの有無を確認します。そのイエローフラッグをできるだけ改善することで、多くの場合、腰痛は治癒へ向かっていくでしょう。

整形外科や接骨院で扱うような痛みについては、基本的にこの3つの信号の考え方が当てはまります。

レッドフラッグ（赤信号）の腰痛を見逃してはダメ

では、腰痛の3つの信号について一つずつご説明しましょう。

まず、レッドフラッグです。腰痛のレッドフラッグとされている兆候には、次のようなものがあります。

・発症時、年齢が20歳未満か55歳以上
・激しい外傷歴（高所からの転落や交通事故等）
・徐々に痛みが発生
・悪性腫瘍（がん）の既往歴
・進行性の絶え間ない痛み（夜間痛、楽な姿勢がない、動作と無関係）
・原因不明の体重減少
・全体的に体の調子が悪い
・糖尿病の既往歴

・腰部の手術歴
・胸が痛い
・尿路感染症になったことがある（尿道炎・腎炎・膀胱炎）
・尿道のカテーテル留置、非合法薬物の静脈注射、免疫抑制剤の使用、HIV陽性
・背骨を叩くと激痛がある
・体が変形している
・長期間にわたる副腎皮質ホルモン（ステロイド剤）の使用歴
・発熱
・尿が出ない、便失禁がある、肛門や会陰部の感覚が無い（サドル麻痺）
・腰が固くて前屈できない状態が3ヵ月以上続いている

腰痛持ちの方でこれらに該当するものがあった場合、重大な病気が隠れている可能性があるので、一度、整形外科を受診して検査を受けてください。ここでいう重大な病気とは、転移性脊椎腫瘍、脊髄・馬尾腫瘍、化膿性脊椎炎、椎体骨折、解離性大動脈瘤、強直性脊椎炎、閉塞性動脈硬化症、馬尾症候群などの病気です。

これらの病気による腰痛は、腰痛患者のうち1～5パーセントとごく少数ですが、絶対に見逃すわけにはいきません。

特に、膀胱直腸障害（排尿困難、残尿感、尿失禁、便失禁）やサドル麻痺（自転車のサドルが当たる部分、つまり肛門や会陰部の感覚消失）が出現したときは急を要しますから、一刻も早く脊椎外科医のいる病院を受診しましょう。

グリーンライト（青信号）の腰痛なら普段どおりの生活を

レッドフラッグに一つも該当するものがなければ、重大な疾患が隠れている可能性はほとんどありません。なぜなら、レッドフラッグのない患者さんに重大な病変が見つかるケースはわずか0・04パーセントしかないからです。

つまり、レッドフラッグがなければグリーンライトということになります。

グリーンライトのうち、非特異的腰痛は6週間以内に90パーセントの患者さんが回復し、神経根症状でも50パーセントの患者さんが回復するというデータがあります。

そもそも、骨の変形、椎間板の突出などが原因で痛みが起きているわけではないのですから、それらの有無にかかわらず、高い回復率となるのは当然のこと。痛みを気にせず普段どおりの生活を心がけることで、さらに高い回復率となるでしょう。

グリーンライトは腰痛における青信号ですから、何も気にせず普段どおりの生活をしてかまいません。仕事を休んでいるなら早めに復帰することです。

腰痛に対する不安は脇に置いておき、痛みに対して過度の注意を向けず、多少の痛みがあってもかまわず体を動かすべきです。

人の腰は動かすようにできているので、動かさないと腰周辺の血行が悪くなり、組織の酸欠からいつまでも痛みを起こす物質が分泌されます。つまり、普通に動かしていたほうが、かえって痛みが早く楽になっていくのです。

とはいえ、痛みを我慢してまで動くことはありません。

痛みのある動きを無理にやることはないし、動けないほど痛いなら安静にしてもいいでしょう。しかし、安静にしているのは2日ほどで十分であり、それ以上の安静は回復を遅らせる要因になるといわれています。

とにかく、グリーンライトの灯った腰痛に関しては、よほど精神的なストレスを抱えていたり、極端に誤った考え方をしていたりしない限り、それが悪化して体が不自由になることなどありませんから、安心して普段どおりの生活を続けてください。

腰痛が良くなった人の大半は2年以内に再発する可能性があるともいわれますが、だからといって腰痛が深刻な病気であるということではなく、不安にならず普通の生活を続けていれば、またすぐに良くなります。

イエローフラッグ（黄信号）を見逃すと慢性痛症に

次に、イエローフラッグについてですが、ニュージーランド事故補償公団著『急性腰痛と危険因子ガイド』（春秋社）には、痛みの改善を妨げている心理的・社会的要因がまとめられています。次のその一部を抜粋してみましょう。

・痛みは有害であるという信念
・痛みが完治しなければ仕事や日常生活に戻れないという信念
・身体を動かしたり仕事をしたりすると痛みが強くなるという思い込み
・社会復帰に対する消極的な態度

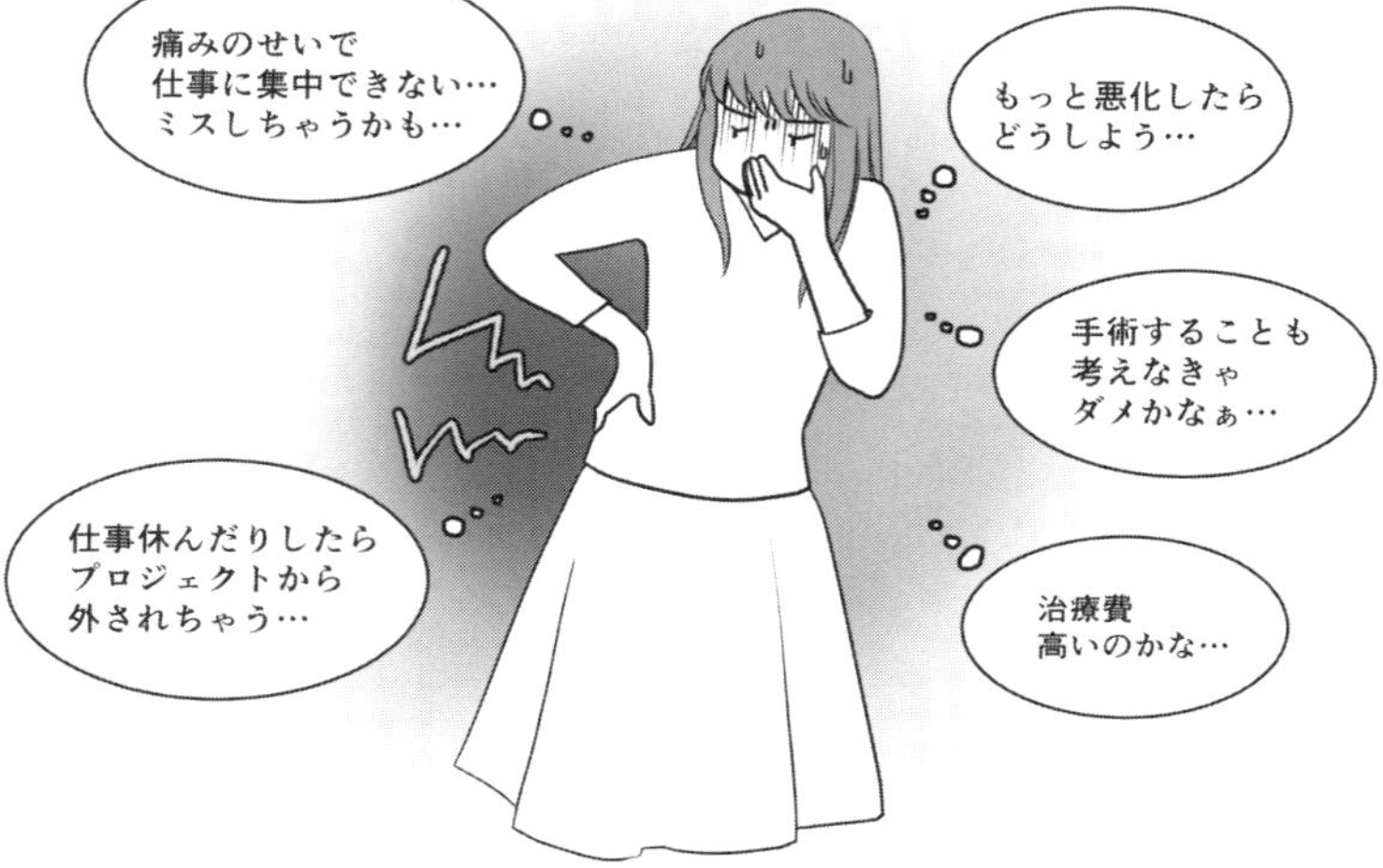
痛みのせいで
仕事に集中できない…
ミスしちゃうかも…
もっと悪化したら
どうしよう…
手術することも
考えなきゃ
ダメかなぁ…
仕事休んだりしたら
プロジェクトから
外されちゃう…
治療費
高いのかな…

不安が多いと治る腰痛も治らない

- 長期間の安静や必要以上に「休憩時間」をとる
- 過剰な痛みを訴える
- 補助装具や家庭用医療機器の使用に対する過度の依存
- 絶望感や恐怖心を抱かせるような診断名を告げられた（車椅子生活や寝たきり生活などを連想させるような）
- 治療への依存を強化し、受動的な治療の継続をもたらす、腰痛に関する医療従事者のまことしやかな説明を受けた
- 不安感が強くて身体感覚が過敏になっている（交感神経の緊張も含む）
- 自分は役立たずで、必要とされていないと感じている

・パートナーや配偶者が世話を焼きすぎるあまり、悪化への恐怖心が高まったり絶望的な気持ちになったりする
・悩みを聴いてくれる相談相手がいない
・頻繁に転職を繰り返す、ストレスの多い仕事、不満のある仕事、同僚や上司との関係がうまくいかない、性に合わない仕事といった職歴
・仕事は有害であるという信念（腰を痛める、危険だ）

これらのイエローフラッグを見逃すと、なかなか腰痛が改善せず長期化することがあります。イエローフラッグのすべてを改善することは無理でも、できる範囲で変えていくことで、腰痛はすみやかに解消へ向かうことでしょう。

痛みを難しく考えると、それは「難しい痛み」になる

痛みの発症と慢性化に心理的・社会的要因が関与する――これは腰痛に限ったことではなく、肩や膝などでも同じこと。つまり、「心が痛いと体も痛い」ということです。

このことは、実際に疎外感を抱くと脳の痛みを感じる部位の活動が強くなることが実験で確認されています。

ストレスで胃潰瘍や十二指腸潰瘍になることは皆さんご存知だと思いますが、心理的・社会的要因が原因で体に痛みが出ることもそれと同じことであり、どちらも、さまざまな要因により心に問題が生じ、体の生理的な機能が障害を起こした症状です。

そして、このような心と体が連動した症状は悪循環に陥りやすいものです。腰痛でいうと、腰の痛みが不安や恐怖心を招いてストレスとなり、そのストレスが痛みを増強させるという悪循環に陥りがちです。

ただ、こういった病気も昔は比較的簡単に治っていたのかもしれません。

昔はレントゲンやＭＲＩなどの画像検査はなく、椎間板や神経といった概念もなかったので、医療者の側も患者の側もかえって難しく考えることがなく、そう苦労なく治っていたのではないでしょうか。

日本では腰痛の統計を取り始めてから24年間で57パーセントも患者が増加している、とプロローグでご紹介しましたが、これは腰痛が増えたというよりも、昔は腰痛がすんなり治っていたということかもしれません。一昔前は、腰に痛みが出ても深刻に考えず、近所のマッサージや指圧、鍼灸などへ通い、そこで治癒していたのだと思います。

第3章でご説明したように、腰や肩、膝などに生じる痛みやシビレの多くは、筋肉や筋膜に由来するものなので、その緊張を緩めて痛みのセンサーの興奮を抑えさえすれば、多くの痛みはなくなってしまうのです。

腰痛にしても、他の痛みにしても、もっと単純に考えてみましょう。複雑に考えて不安や恐怖心がつのると、痛みを雪だるま式に大きくしてしまいます。

また、イエローフラッグと関係してきますが、日常生活や仕事においてストレスになることをなるべく避けるのも、痛みの悪循環から脱する上で大切なことです。

ストレスは痛みを増強する

ここで、痛みとストレスとの関係についての研究をいくつかご紹介します。

まず、スウェーデンで実施された調査では、強いストレスを感じている中年女性のうち40パーセントが筋骨格系の痛み（腰痛や肩痛、首痛など）を進行させているということが分かっています。

また、別の研究で、腰椎手術を予定している患者122名に心理テストを実施し、痛みや機能障害の状態、就労状況を1年間追跡調査した結果、心理的苦痛（不安や抑うつ）が少ないほど痛みの改善率や職場復帰率が高かったことが分かりました。

つまり、心理的苦痛は慢性腰痛の治療成績を左右するということです。

さらに、福島県立医科大学学長の菊池臣一氏の著書『腰痛のナゼとナゾ』（メディカルトリビューン）には、人工的に腰痛を起こすという興味深い実験も紹介されています。

それによると、否定的な言葉で被験者を責め立てたストレスの大きいグループと、肯定的な言葉で被験者を褒めたストレスのないグループで、それぞれ同じ量の荷重を腰椎に与えたところ、前者のグループのほうが腰痛の発生率が高いことが分かったというのです。

これらの結果は、ストレスが痛みを増強することを明確に示しています。

ストレスによる交感神経の持続的な興奮は筋肉の緊張へつながり、痛みを発症させたり悪化させたりするため、日常生活や仕事でストレスになることをなるべく避けることで、痛みの改善を早めることができます。

『慢性痛はどこまで解明されたか』（昭和堂）という本には、心理的な状態などが痛みの感じ方に与える影響について書かれています。これは、これまでのさまざまな研究から導

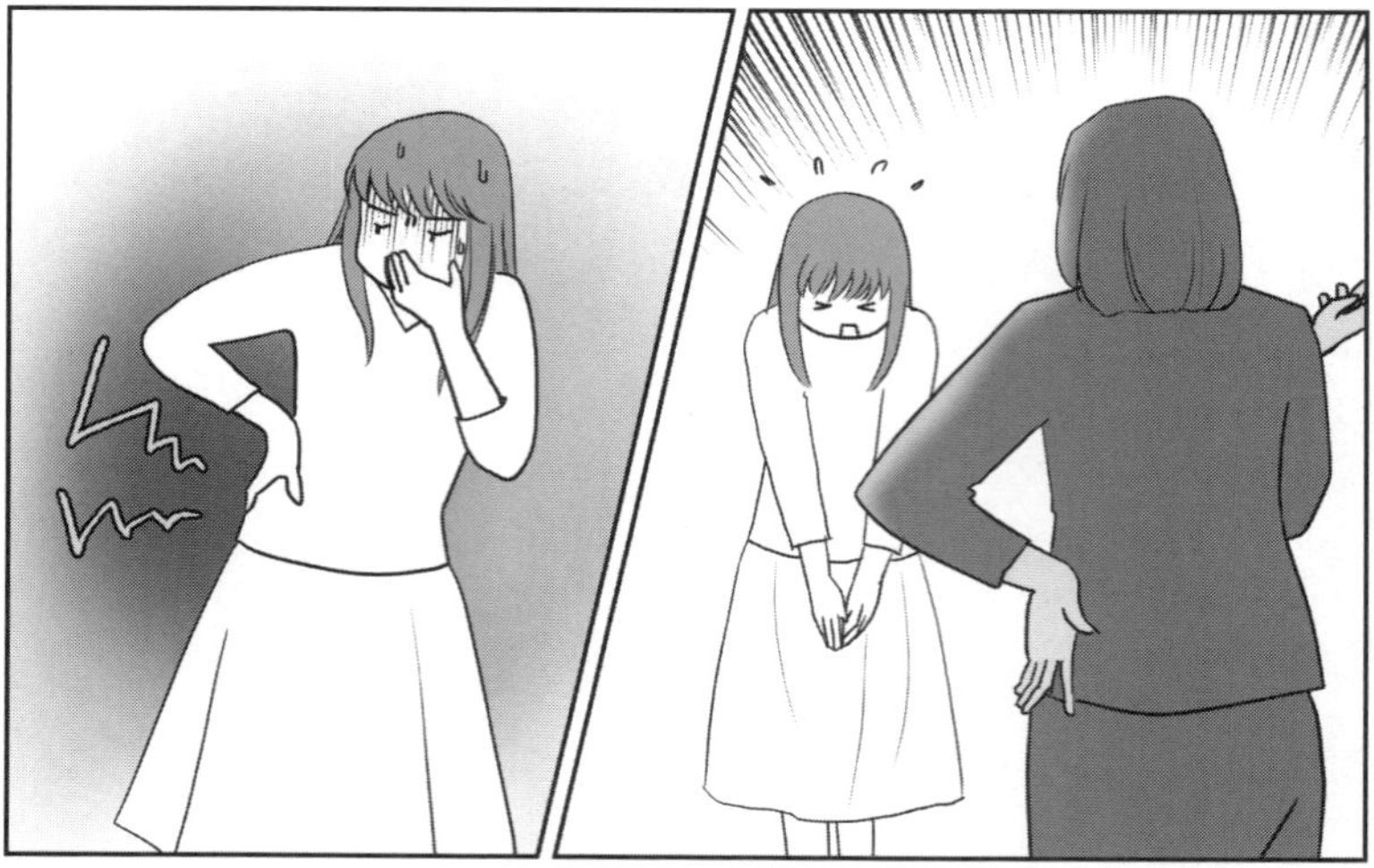
否定的な言葉を受けた人は腰痛になりやすい

き出されたものでしょう。

次に引用するので、参考にしてください。

①交感神経の興奮状態にあるとき（激しい運動、精神的興奮など）は痛みを感じにくい。

②痛みに対する注意集中、精神的とらわれは痛みを増強するが、逆に別の症状に気が向いているときは痛みを感じにくい（症候移動 syndrome shift）。

③不安や気分の落ち込みを改善させ、心身のリラクゼーションをはかることは痛みの閾値を上げる。

④苦痛をともなう行動でも積極的かつ意欲的に取り組めば苦痛は軽減する。

⑤予期不安（痛みが強いのでは、痛みに耐え

られないのでは、という来るべき痛みに対する不安）や恐怖感があるときの痛みは強い。
⑥睡眠不足や過労などから起こる心身の疲労状態でも痛みの閾値が低下し、痛みに対する耐性も低下する。
⑦他人に対する怒り、敵意、攻撃心、腹立ち、恨みなどの表出が十分になされず、それらが内向して自罰傾向をとると、痛みがより増強されることがある。

引用文中にある「痛みの閾値」とは、痛みを自覚するようになる最小限の刺激の強さのことです。

そこで、③の「心身のリラクゼーションをはかることは痛みの閾値を上げる」というのは、心身がリラックスすることで痛みを感じにくくなるという意味に、⑥の「睡眠不足や過労などから起こる心身の疲労状態でも痛みの閾値が低下」というのは、心身が疲れると痛みを感じやすくなる、という意味になります。

①の「交感神経の興奮状態にあるとき（激しい運動、精神的興奮など）は痛みを感じにくい」という記述はこれまでの説明と矛盾するように思えますが、これは、激しい運動の最中や精神的な興奮をしているとき、一時的に痛みを感じにくくなるという意味で、たと

えばボクサーが試合中に殴られても痛みを感じないといった現象がこれです。

ただ、これはあくまでも特殊な状況でのことであり、日常的に交感神経が興奮しているような場合には、むしろ痛みは感じやすくなります。

この「痛みの悪循環パターン」に注意!

「痛みに対して不安になるな、恐怖心を抱くな」と言われても、なかなかそうなれないのが人間というものです。そこで、不安や恐怖心が痛みをいかに強めてしまうか、ということへの理解が何より重要になってきます。

ここまで何度もご説明してきたことですが、痛みの原因を「損傷」に求める損傷モデルではなく、「心理的・社会的要因」に求める生物心理社会的モデルで考えることが大切です。

そのモデルで考えると、不安や恐怖心が痛みを強めてしまうしくみは、次のように説明できます。

不安が強く痛みのことばかり考える

←それがプライミング効果（52ページ）となり痛みが強くなる　無意識はイメージしたことを現実化しようとする

←不安がますます膨らむ

←痛みがさらに強くなる

これに加えて、こういうパターンもあります。

日常動作や仕事上の動作への恐怖心が強い

←動かないために筋肉が硬くなる

←痛みが強くなる

←さらに日常動作や仕事上の動作への恐怖心が強まる

←さらに痛みが強くなる

一方、痛みのしくみが分かっていないと、次のようなパターンに陥りやすいようです。

痛みへの不理解（いったん起きてしまった骨などの変形や損傷は治らないという恐怖）

←治療効果が現れにくい

←「治らない」と諦めてしまう

←医療機関を転々とする

←

医療不信に陥る
↓
ますます治りづらくなる

これらのパターンに陥らないようにするには、やはり自分自身でも、痛みのしくみを理解する必要があります。

痛みのしくみを正しく理解すると、恐怖から解き放たれ、自信を持って動けるようになり、精神的にも自信がつく……という良循環が始まります。そしてその結果、筋肉が柔らかくなり、痛みが軽減して治癒に至ります。

こういったことから、最近では医療現場でも患者教育を重視するようになってきており、その効果も検証されつつあります。

たとえば、慢性腰痛患者を対象にしたある研究では、「腰痛に対する恐怖心を克服して体を動かしたほうがいい」という講義を受けたグループは、それを受けなかったグループと比較して、3年後にも療養を継続していた人数が少なかったという結果が出ています。

また、変形性膝関節症と変形性股関節症の患者を対象とした研究では、患者自身の自己管理を支援する、月に一度の電話ケアを受けたグループと、通常の治療を受けたグループでは、どちらも痛みが低下したという結果が得られています。

これらの研究結果からも、痛みを持つ人自身が痛みについて知り、理解することの重要性が分かります。

慢性痛症に効く「認知行動療法」

各国の腰痛ガイドラインにおいて、慢性腰痛に効果が期待できる治療法として推奨されているのが「認知行動療法」です。

認知行動療法とは、物事の受け止め方（＝認知）を変えることで行動の仕方を変え、それによって心理的ストレスを軽減させる心理療法のこと。

痛みの治療では、痛みの受け止め方を変えることで、痛みへの対処や行動の仕方を変え、それによって心理的ストレスを軽減させて痛みを改善していきます。

認知行動療法ではまず、否定的な物事の受け止め方に気づくことが重要です。

否定的な物事の受け止め方は「認知の歪み」と呼ばれ、それには主に次の10個のパターンがあるといわれます。

①全か無かの思考

物事を「全か無か」「白か黒か」と両極端に考える。完璧主義。「いつも～だ」「完全に～だ」「絶対に～できない」といった口癖にそれが表れる。

②一般化のしすぎ

一度の失敗や悪い出来事を取り上げて、この先もすべてのことが同様の結果になるだろうと結論づける。「いつも決まってこうだ」「うまくいった試しがない」「何をやっても一生同じだ」といった口癖にそれが表れる。

③心のフィルター

悪い部分の情報だけ取り入れ、良いことを無視する。「いい思い出なんて一つもない」「あんなだらしない上司とは一緒に仕事はできない」といった口癖にそれが表れる。

④マイナス化思考

良いことを無視するだけでなく、良いことまで「今日はたまたま良かっただけ」とマイナス化する。「たまたまうまくいっただけ」「こんなことは誰にでもできる」「どうせお世辞に決まっている」といった口癖にそれが表れる。

⑤結論の飛躍

・心の読みすぎ…たとえば、メールの返信がないと「嫌われてしまったんだ」と相手が自分のことを悪く考えていると決めつける。

・先読みの誤り…「歩いたら腰が痛くなるかもしれない」と否定的な予測を立てるため、意識が過剰に腰へ集中し、かえって痛みの悪化を招く。

⑥拡大解釈と過小評価

失敗の重要性を大げさにとらえ、その一方で自分の長所や成功の価値については不適切に低く見積もる。「トンデモナイことをしでかした」「これですべて台無しだ」「取り返しがつかない」「自分は欠点だらけだ」といった口癖にそれが表れる。

⑦感情的決めつけ

否定的な感情によって物事を決めつけてしまう。「うまくいくはずがない」「失敗するに決まっている」「絶望的だ」といった口癖にそれが表れる。

⑧すべき思考

自分で考えた基準が当然だとする思考パターン。「～すべき」という考えを自分に向けると罪悪感を抱き、他人に向けると怒りを抱くことになる。「～すべきだ」「～すべきでない」「～するのが常識だ」といった口癖にそれが表れる。

⑨レッテル貼り

自分や他人に対して極端に抽象化したイメージを創り上げ、それを全否定する。「自分はダメな人間だ」「女性は感情的だ」「あいつはバカだから使えない」といった口癖にそれが表れる。

⑩個人化と責任のおしつけ

過剰に自己責任を意識したり、他人に責任を押しつけたりする。「すべては自分の責任だ」「自分さえいなければ」「社会人として失格だ」といった口癖にそれが表れる。

どうでしょうか。腰痛など体の痛みを持つ方は心あたりのある項目がいくつかあると思います。

当院にいらっしゃる患者さんのお話を聞いていると、これらの項目に当てはまる方はたくさんいて、たとえば、「痛みがあるうちはどこにも出かけられない」とか、「この痛みが少しでも残っているうちは治ったと思わない」とか、「この間はたまたま良かったのだけれど、やっぱり痛む」などはよく耳にする言葉です。

認知行動療法ではこれらの認知の歪みを修正していきますが、腰痛やその他の体の痛みに関しては、痛みのしくみを理解することのほうが、まず大切だと私は考えます。

痛みのセルフケア7カ条

ここで、認知行動療法の考え方を参考に、腰痛をはじめとする痛みの症状を改善するために皆さんができることの7ヵ条をまとめてみました。

①医師や治療家に頼りきるのではなく、「自分で治すんだ」という強い気持ちを持つ

医師や治療家任せで、知識のアップデートや生活の改善などに積極的に取り組もうとしない方はどうしても治りにくい傾向があります。

これまでの損傷モデルが頭にある方は、「壊れた腰（や肩など）を治してほしい」という一心で病院や接骨院を訪れますが、修理を頼む感覚で医療者に頼りきりになる姿勢のままでは痛みの回復にも時間がかかってしまいます。

当院では急性痛の場合、よほどストレスを抱えていない限りは施術だけで良くなっていきますが、慢性痛症の場合は施術だけをあてにするのではなく、「私が頑張って治すんだ」という強い気持ちを持ち、知識のアップデートや生活の改善などに積極的に取り組んだ患者さんほど治りも早い傾向があります。

一方、そのような「自分自身でどうにかしよう」という意識を持てず、何でも他人のせいにする患者さんや、自分で物を考えずテレビや新聞を見て「この健康法がいい」とか「あの有名な先生に診てほしい」といった権威に弱いタイプの患者さんは治りが良くないことが多いといえます。

プラセボ効果（48ページ）という点では、権威のある先生に診てもらうということにもプラスの面はありますが、それ以上に、権威者へ依存して受け身の姿勢になることのマイナス面のほうが影響は大きいのではないでしょうか。

そのような受け身の姿勢は、痛みの原因を損傷モデルに求め、機械の故障を直すようにして腰や肩などを治してほしいということを意味しています。

しかし、ほとんどの痛みは損傷モデルでは説明できないものであり、患者さん本人が自らの生活や仕事における心理的・社会的な側面に直面しないことには、なかなか良くなっていきません。

ここで難しいのは、「私が頑張って治すんだ」という強い気持ちは持つべきだけれど、「早く治そう」と焦りすぎないほうがいい、ということです。というのは、その焦りもまたストレスになるからです。

慢性痛を持つ人は怒りっぽくなるといわれますが、そこに焦りが加わるとさらに怒りっぽくなり、交感神経を興奮させて痛みを強めてしまいます。

②痛みを我慢しない

このように「私が頑張って治すんだ」という気持ちは大切ですが、痛みを我慢することまで頑張る必要はありません。

痛みの刺激が長期間に及ぶと、痛みのしくみに変化が生じて慢性痛症となるので、痛みがつらいときには、それを緩和することをしましょう。病院の治療や接骨院、鍼灸院の施術でも、運動でも、マッサージでも、痛みが楽になるなら何でもいいのです。

ただ、薬などに頼りたくない人もいるでしょうから、その場合は、第5章で紹介しているお勧めのセルフケアで痛みの自助ケアを試みてください。

③睡眠をよくとって疲れを溜めない

施術現場で患者さんのお話をうかがうと、睡眠不足や睡眠障害を抱えているケースがとても多いようです。

痛みでよく眠れないわけですが、睡眠不足になるとかえって痛みが強く感じられます。ドイツのハイデルベルグ大学の研究でも、徹夜は痛覚過敏を引き起こすことが分かっています。睡眠に問題があると痛みが増強するということです。

体が休まらないと心が休まらず、心が休まらないと体が休まらないというこの悪循環を断つには、睡眠の質の低下を補うために睡眠時間をしっかり確保することです。

また、疲労を溜めない食生活の工夫として、糖質の多い食材を減らし、タンパク質の多い食材を多めにとるように心がけてください。それにより、疲労が溜まりにくくなるだけでなく、筋肉の状態が良くなって痛みも改善してきます。

④痛みについての知識をアップデートする

人の思い込みは強すぎると体に影響します。

たとえば、「腰椎椎間板ヘルニアで神経を圧迫されているから腰が痛いのだ」と思い込んだまま、さまざまな治療を受ける場合と、「腰の椎間板ヘルニアは健常者にも珍しくない」「神経を圧迫しても痛みは生じない」「筋肉や靭帯、皮膚の痛みのセンサーが興奮して痛みが生じているだけで損傷が原因ではない」「痛みには心理的・社会的要因が深くかかわっている」「痛みがあっても普通に動いてよい」……といったことを理解して治療を受ける場合とでは、その治療に対する反応や経過がまったく違ってきます。

もちろん、前者よりも後者のほうがだんぜん治りが早いのです。これは、多くの方を見ていてそう確信しています。

ここで思い出してほしいのが、プラセボ効果とノーシーボ効果です。

「治る」と信じるとプラセボ効果によって痛みが和らぎ、「治らない」と思い込むとノーシーボ効果によって痛みが強まります。そこで、痛みについての知識を「損傷モデル」から「生物心理社会モデル」へとアップデートするだけでも、痛みの感じ方が和らいできます。

つまり、「ヘルニアが神経を圧迫しているから歩けなくなる、麻痺してしまう」と考えるよりも、「ヘルニアで歩けなくなったり麻痺したりするケースはほとんどない。痛みもヘルニアが原因ではなく、気分の持ちようで改善できる」と考えたほうがストレスもなく、これだけで実際に痛みも改善してくるのです。

そのように、自分の感じている痛みが何なのかを知るのはとても重要です。先にも書きましたが、痛みのしくみが理解できれば治療の半分は成功であり、あとの半分は、筋肉や靭帯、皮膚などの痛みのセンサーの興奮を抑えるだけで十分です。ほとんどの場合、それによって痛みがみるみる和らいでいくことが多いものです。

そこで、慢性痛症の患者さんや、医療機関を転々としている患者さん、治療の反応が思わしくない患者さんに対しては、時間の許す限り、痛みのしくみを理解することの重要性を説明しています。

とはいえ、細かくはお話しできません。やはり、自分で理解することが重要ですし、細かく話していたら何時間もかかります。

そこで当院では、知識のアップデートを狙った読書療法として、痛みについての本を読むことをお勧めしています。本書の他、加茂淳氏の『トリガーポイント療法で、ツライ痛みが解消する——その腰・肩・ひざの痛み治療はまちがっている!』(廣済堂出版)、北原雅樹氏の『日本の腰痛 誤診確率80%』(集英社インターナショナル)、長谷川淳史氏の『腰痛ガイドブック』(春秋社)、伊藤かよこ氏の『人生を変える幸せの腰痛学校』(プレジデント社）などがその目的に適した推奨図書です。

⑤痛みに注目しない、マイナスな言葉を発しない

いろいろなことをして痛みから気をそらすのも立派な治療です。

注射をしたり、薬を飲んだり、マッサージや鍼灸などの施術を受けるばかりが治療ではありません。

読書で痛みの知識を学ぶ、旅行に行くなどして環境を変えてみる、温泉に入ってゆっくりする、できないと思っていたことを、勇気を持って実行してみる……これらはすべて痛みの治療になりえます。

痛みは見えないので、痛みがあるときはとても不安になり、痛みのことばかり考えてしまいます。しかし、痛みに注目してそのことばかり気にしたり、痛みに関係する言葉を発したりすると、痛みの感じ方が強くなることがあります（プライミング効果、52ページ）。

患者さんのなかには、ご自身が感じている痛みを細かく日記につけている方もいますが、これなどは百害あって一利もありません。毎日のように「痛い、痛い」と書いていると、それが心理的な刷り込みとなって痛みのことしか考えられなくなり、そのストレスがかえ

って痛みを増強させます。

だから、痛みのことは忘れて、趣味などやりたいことをやってみることです。

⑥痛みでできないことではなく、できたことに注目する

物事を悪くとらえる癖をなくすと、痛みにも良い影響があります。

たとえば、「少ししか痛みが楽になっていない」ではなく、「少し痛みが楽になってきた」ととらえてみる。

あるいは、「まだ、50メートルしか痛みなしに歩くことができない」ではなく、「50メートルも痛みなしに歩けた」ととらえてみる。
⑤で、日記について触れましたが、「今日できたこと」などを記録する「できたことノート」であれば、むしろ推奨できます。それは、痛みでできなかったことではなく、できたことに注目してそれを前向きに評価することで痛みから気をそらしてストレスを軽減できるから。そして、ストレスが軽減すると、その分だけ痛みも楽になるのです。
また、痛みがなくなったら何がしたいか、ということを考えてみてもいいでしょう。

行きたいなと思う観光地や温泉、趣味のスポーツなどのことを想像したり、本やネット

で調べてみたりすることで気持ちが楽しくなってきます。そして、気持ちが楽しくなると、痛みをブロックする脳の働きが活性化して痛みが緩和されます。

楽しいことをやっているとき、痛みを忘れていたことに気づいた経験を持つ人は少なくないでしょう。転んで膝をすりむいた子どもに飴を与えると、痛みを忘れて無心にほおばるのも同じことです。

一方、痛みのことばかり考えてストレスや不安を感じていると、痛みをブロックする脳の働きが十分に機能しなくなり、痛みを強く感じやすくなります。

物事のとらえ方を変えるのは簡単ではありませんが、まずは、できそうなことから試してみましょう。

⑦痛みがあっても、少しずつ行動範囲を広げていく

「痛いから行動できない、痛みが怖くて動けない」というところから脱して、「痛くても行動できる、頑張って少しでも動いてみる」という感じで勇気を持って動いてみましょう。

腰痛の場合、レッドフラッグがなければ安心して動いていいのです。よほどの激痛で動けないいなら無理をすることはありませんが、基本的には安静にしているよりも普通に動き回っているほうが痛みは確実に楽になっていくし、動くことによって悪化することもありません。これは医学的に厳密な研究で明らかになっていることです。

腰椎椎間板ヘルニアを持っている方は不安かもしれませんが、最新の研究では、物理的な負荷で椎間板が変形したり傷ついたりすることはないとされているので、安心してください。腰が壊れることなどありません。

最初は近くを散歩するくらいでいいので、とにかく動いてみます。動ける自信がついてきたら、少しずつ遠出してみましょう。歩くと痛くなる方は、休憩をはさみながら頑張って歩きます。様子を見ながら、無理なく動ける範囲でいいので、とにかく動いてみましょう。

なお、腰にとって楽な姿勢や動作、正しい姿勢などを心がける必要はありません。そのように腰を気遣った動作では腰に意識が集中しすぎてしまい、かえって痛みを増強することがあるからです。だから、腰のことは気にせず気楽に動いてください。

コルセットに関しては腰痛への有効性は否定されていますが、それをつけたほうが楽に感じたり安心感があったりするなら、別につけてもいいのです。膝のサポーターなども同じことで、それをつけることで積極的に動き回れるなら活用してみましょう。

できる範囲でかまわないので、これらの7ヵ条を試してみてください。よし、やってみよう、という前向きな意識が痛みの克服には重要です。

「痛みの知識」のポイント

- レッドフラッグがない場合、重大な病気が潜んでいる可能性はほとんどない。
- グリーンライトの腰痛は、多少の痛みがあっても普段どおりの生活を続けたほうがよい。
- イエローフラッグを見逃すと、なかなか腰痛が改善せず慢性痛症に移行する可能性。
- ストレスは痛みを増強する。
- 自分自身で「生物心理社会モデル」に基づく痛みのしくみを理解することが大切。
- 睡眠不足は痛みの増強につながる。
- 糖質の摂取を減らし、タンパク質、ビタミン、ミネラルを重視する。
- 痛みの知識をアップデートするだけでも痛みが和らぐことがある。
- 楽しいことを考えると痛みは和らぐ。

第5章

筋肉が原因となっている痛みへの対処法

痛みを治すための考え方からセルフケアまで

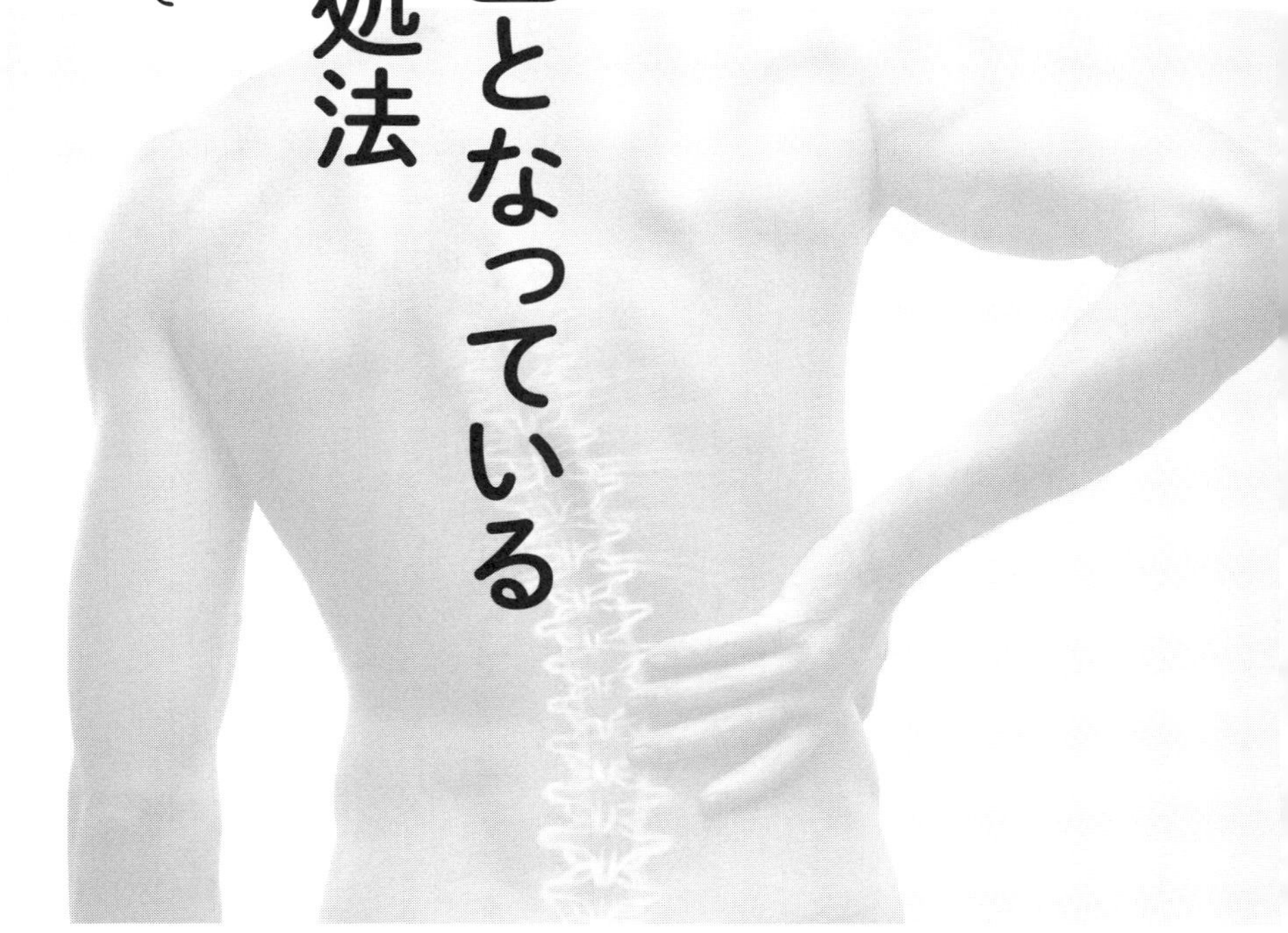

痛みの原因の多くは筋肉のコリが原因

4章までで痛みについて説明してきましたが、第5章では私が行っている実際の施術方法と改善すべき生活習慣、考え方、セルフケアなどについて述べていきます。

まず、痛みの原因についてですが、ここまで述べてきたとおり、首や肩、腰痛、肘痛、膝痛などの多くは、筋肉によるコリが原因となります。このコリは筋肉や皮膚があるところであればどこでも起こりえますし、痛みそのものが病気化すると痛む場所が広がることもあります。

ちなみに、ここでいう病気化とは慢性痛症化するということです。具体的には、末端の痛みセンサーが増え、過敏になり、2から3の痛みを5や6として脳に伝える、痛みを抑制する働きが弱まりやはり強く感じる、脳の痛みを抑えるシステムも弱くなり、やはり痛みを強く感じる、などの現象のことです。

筋肉のコリというと皆さん肩コリなどを想像してしまい、なんとも説得力にかけるのですが、体に発生する痛みやシビレの多くはこのコリ、筋筋膜性疼痛症候群（MPS）だといわれています。

ポリモーダル受容器という痛みセンサーがあるのですが、これは皮膚のみならず骨格筋、関節、内臓の諸器官など広く全身に分布しています。ポリモーダル受容器が興奮してからコルのか、コリが発生してからポリモーダル受容器が興奮するのか、どちらが先かは分かりませんが、筋肉内の酸欠や損傷が関わっていることは間違いないようです。

実際には、よくない姿勢や筋肉の使いすぎ、ケガ、精神的なストレス、肉体的疲労、冷えなどが複雑に絡み合うことで痛みが出てくるのです。

自然治癒が難しかったり、病院で治療しても芳しい効果が出なかったりする場合には、考え方や運動不足（運動のしすぎも）、食生活についても、今一度、点検する必要があります。なぜならば、こじれた痛みには、心理社会的な要素が関わっていることも少なくないからです。

ですが、筋筋膜性疼痛症候群になる原因はいまだに解明されていません。なぜなら筋肉のコリの部分をレントゲンやＭＲＩで撮ってみても、特に異常は見られないからです。それを証明するように、撮影しても原因が特定できない腰痛は90パーセント以上もあるといわれています。

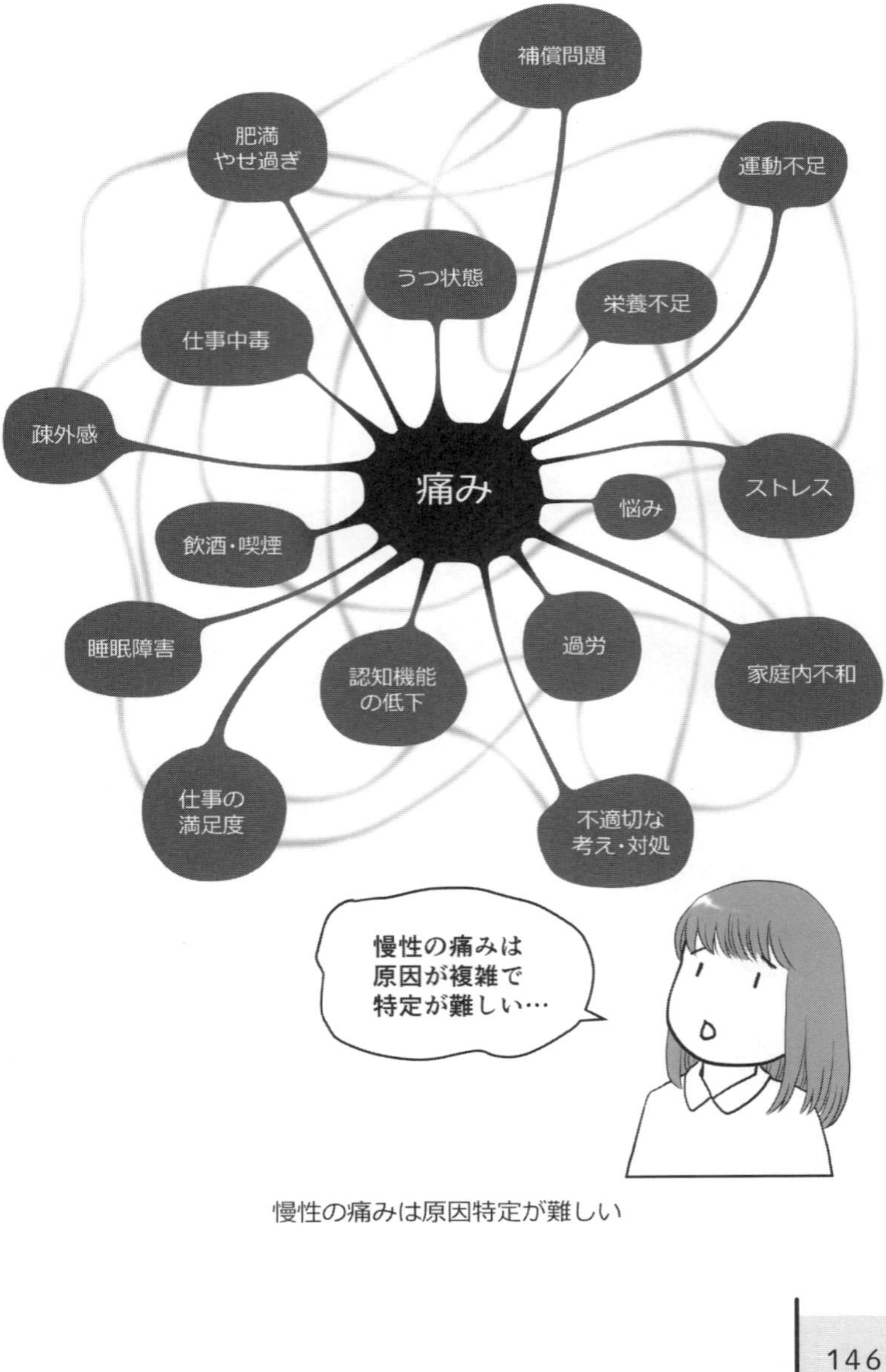

慢性の痛みは原因特定が難しい

異常が見つからなければ、様子を見ましょう。様子を見ても良くなる兆候がなければ、心療内科や精神科へとなるわけです。

確かに、最初は筋肉が張って痛い程度だったのに、仕事や家族内での人間関係がうまくいかないことで悪化し、落ち込んでうつ状態になることで、さらに痛みが増すという人は少なくありません。

先述のように日本では、今ある痛みを何かの損傷と捉えてしまうことも多く（もちろん損傷による痛みもありますが）、筋肉の張りやコリとの関係が軽視され続けているのが現状なのです。

痛みの発生を多角的に考える

先述のように、筋肉や靭帯にあるポリモーダル受容器という痛みセンサーが、緊張や痙攣によって興奮することで発生する痛みを、筋筋膜性疼痛症候群（ＭＰＳ）といいますが、筋肉は意外と繊細で、ちょっとしたことで微小な損傷を受けて硬くなってしまいます。

微小損傷は激しい運動をしたときや、むち打ち、力を入れながら筋肉が伸ばされたときに発生しやすいといわれています。そうなったとしても、体の状態が良ければ時間がたつとともに治っていくものなのですが、体の状態が悪く、過労や寝不足、栄養欠乏、ストレスが多い状態であるとなかなか治らないのです。

ここでは睡眠不足や質的栄養失調、運動不足やストレスなどで、なぜ痛みが発生したり、悪化したりするのかを、初めに簡潔に説明することにします。

●睡眠

まず睡眠不足と痛みですが、睡眠は体を回復させる役割があり、先の章でも説明したとおり、寝不足と痛みには関係があることが分かっています。

ある実験では、毎日体のある部分に痛みを感じているという大人60名がオンラインで集められました。参加者は2日にわたって睡眠と痛みを記録し、朝には前夜の睡眠の状態を、そして夕方には痛みのレベルを測りました。

その結果、睡眠の質が低いと、参加者の痛みのレベルが高いことが推察される結果が出ています。この調査では、睡眠の長さは関係がなく重要なのは、深い睡眠、つまり夢を見ないほどの熟睡状態に移ることなのだそうです。

●タンパク質やミネラル不足

日頃からタンパク質やミネラルが不足している方は低体温になりやすくなります。なぜなら、タンパク質は熱を生み出す筋肉のもとになる物質だからです。また、糖分や脂肪をエネルギーや熱に変えるためには、ビタミンB_1、B_2や鉄、マグネシウムなどのミネラル類が必要となります。

低体温になると、筋肉などの場所に酸欠が発生しやすくなってしまいます。この状態は、重い荷物を持っている状態を想像すると分かりやすいかと思いますが、筋肉が持続的に緊張して血行が悪くなると、痛みやシビレといった症状が発生します。

体温が低く血行が悪いなどの場合には、酸欠をきっかけにして痛みセンサーが興奮を始めると考えられます。

●ストレス

ストレスは分かりやすいと思いますが、何かに襲われたなどの急激な緊張では交感神経が働き筋肉に対する血行を促進します。ところが、慢性的に交感神経が緊張している場合には、逆に筋肉に対する血流が悪くなります。血流が悪いということは当然酸欠になりますから、そこから痛みセンサーが反応して痛みが出やすくなるということになります。

普段から不安や恐怖、極度の緊張にさらされていると交感神経が働きっぱなしになり、体が冷えて硬くなっています。そのため酸欠から痛みセンサーの興奮につながりやすく、またストレスに対処するために大量に栄養素が使われるため、栄養欠乏と痛みもつながってくるというわけです。

冷えといえば、前述のポリモーダル受容器も関係してきます。ポリモーダル受容器は熱刺激、化学刺激、物理刺激に反応する受容器（兼効果器）で、Poly＝多くの、mode＝様式という意味で、多くの刺激に反応することからポリモーダル受容器といわれています。そのポリモーダル受容器が15℃以下で冷たいから痛いに、43～45℃以上で熱いから痛いに変換されます（熱刺激・冷刺激に反応するセンサーは他にもあります）。

日常生活では熱いのをきっかけに慢性疼痛が発生するケースはなかなか想像できませんが、冷え（15℃以下）が痛みに発展するケースはたくさんありそうですし、これに低体温が重なると、なおさら危険度は高まるかと思います。

●運動

運動はした方がいいのかとよく聞かれますが、「適度」な運動は必要だと思います。運動をすることで筋肉もつきますし、脳内からホルモンが分泌されて気分が良くなり、気分転換にもなります。

運動は抑うつや認知機能の改善などにつながるとされていますし、あまりに筋肉が衰えると痛みにつながる可能性もあります。なぜなら、不動・運動不足は循環障害や衰えを招き、過剰な負荷がかかるからです。たとえば、衰弱して筋力低下↓動かす↓弱っているので過剰な負荷に↓微小損傷して痛み始める、もしくは動かないことによって酸欠が発生し、痛みだすなどです。

また、筋力がなくなることで将来寝たきりにならないためにも、適度な運動は必要です。なにより運動中は痛みに集中しにくくなりますから、気をそらすという意味でもとても大切なことだといえます。

このように、大きく分けると組織の損傷と組織の酸欠、この2つが痛みの原因と考えられるということです。

これらはどれか一つがきっかけで起こるわけでなく、それらの要素が複雑に絡み合うことで「痛みの悪循環」へと陥っていくのです。そうなるとなかなか治らない難治性の痛みに変化してしまいます。

つまり、心理的な要因や栄養欠乏、運動など、どれか一つ「だけ」に偏ることなく、まんべんなく生活習慣や食事、考え方などを変えることで対処していく必要があるということになります。

日常生活や考え方を変えてみよう

従来の痛みの治療といえば、痛み止め、神経ブロック、抗うつ薬などの薬物療法が主で、そこにマッサージやリハビリなどの療法が加わるのが一般的でした。それで良くなるのなら、何も言うことはないのですが、実際はそれでは良くならない方がたくさんいます。その証拠に、日本人の22・55パーセント、2345万人の方々が現在痛みで苦しんでいるのです。

日頃からコリやすい部分を自分でマッサージしたり、ストレス発散を上手にするなど、ストレスとうまく付き合うようにしたりすることも大切です。

慢性疼痛に関しては医療機関へ行って「はい、お願いします」と、体を預けるような態度ではなかなか治りにくいといえるでしょう。なぜならば、自分の痛みは人には分からない、と同時に、自分の痛みをきちんと理解することで痛みが軽減するからです。

第1章で述べたオーストラリアのキャンペーンが、まさにこれにあたります。読書療法は心理的に働きかけ、自分自身の感情や状態に気づくことで、痛みと向き合い、考え方や日常生活動作の変化を促すものです。オーストラリアのキャンペーンでもそうですが、日本では2015年末に放送されたNHKスペシャル「腰痛治療革命」、長谷川淳史著『腰痛は怒りである』『腰痛ガイドブック』、伊藤かよこ著『人生を変える幸せの腰痛学校』などが該当します。読んで考え方が変化し、行動も変化する。それらによって痛みの改善がなされます。

現状に満足できないのであれば、少しずつ手を変えていく、その姿勢があなたの体を変えていくのです。

先進国のなかで最も睡眠時間が短い日本人

日本人の平均睡眠時間はＯＥＣＤ諸国のなかで一番短いといわれています。

睡眠には疲労回復、身体の成長、免疫力の増加などの役割があり、睡眠不足や睡眠障害があると、倦怠感だけでなく、交通事故の増加、仕事の生産性や学業の低下をもたらし、さらには痛みの悪化、生活習慣病やうつ病の誘因、増悪を起こすといわれています。

アメリカの研究では日本人の睡眠不足による経済的損失は約15兆円といわれ、ＧＤＰに占める割合ではワースト1位になっているそうです。

実際に治療現場で話を聞いていても、睡眠障害を抱えている方はとても多く、痛みを改善しつつ睡眠不足を改善する必要性を感じます。

6時間睡眠を1週間続けると、1日徹夜したのと同じくらいパフォーマンス能力が下がるという研究結果が近年発表されています。まるで借金のようにじわじわ積み重なるため、「睡眠負債」と名付けられています。

また、平日寝られなかった分を休日にまとめてとるという方もいますが、そうすることで体内リズムが崩れ、心身に影響することがあります。休日でも起床時間を変えず、きちんと朝日を浴びられる時間に起き、体内時計をリセットしてリズムを整えることも大切です。

次に、痛みに関わる睡眠について、いくつかの注意点を挙げておきます。

●寝酒は睡眠の質を下げる

飲酒は入眠までの時間を縮めることはできますが、中途覚醒や早朝覚醒を促しますから、やめた方がいいでしょう。これは、アルコールを分解する際に発生するアセトアルデヒドという覚醒物質がレム睡眠を阻害し、ノンレム睡眠の時間を長くすることが問題です。つまりノンレム睡眠の際の浅い睡眠を促すため、睡眠の質が低下してしまうのです。

睡眠の質の低下が長期化すると↓体の不調↓痛みなっていくことになります。

●歯ぎしり、噛み締め、糖質摂取も痛みを促進

慢性的な痛みを抱えている方の体を触ったりお話を聞いたりしていると、歯ぎしりのような噛み締めをして、症状を悪化させている方が非常に多いと感じます。

なにか強く我慢をしていることがある、寝る直前まで作業していて交感神経優位になっているなどの方々の症状のような気がします。

また、寝る前に糖質を摂取して、睡眠中に血糖値が乱高下することで、アドレナリンが放出され、体は緊張します。すると、睡眠の質が下がってしまうのです。寝る前の態勢をしっかりと作り、糖質の摂取は控えたいものです。

睡眠時無呼吸症候群と痛み

睡眠時のいびきや睡眠時の無呼吸もまた、体に大きな影響を与えます。

本来睡眠とは体と脳を休息させるためのものですが、その最中に呼吸が一時的に止まったり、浅くなったりする人がいます。そのせいで体の中の酸素が減ってしまい、その酸素不足を補おうと心拍数を上げたり、脳が覚醒状態に陥ったりするため、睡眠のサイクルが乱れて良質な睡眠がとれなくなるのです。

私も以前経験したことがあるのですが、起床してもだるいし日中は眠いしで、大変な思いをしました。

当然疲れがとれないため、日中も眠い、だるいなど体が十分に回復していない状態で、それが痛みにつながっていくことになります。

次のような症状がある場合、一度、呼吸器専門の病院を受診した方がいいかもしれません。

・寝ている間に…いびきをかく、呼吸が止まる、むせる、何度も目が覚める
・起きたときに…口が渇いている、なかなか起きられない、体が重い・だるい

見逃されがちな質的栄養失調

朝起きられない、一日中眠い、なんとなくだるい、疲れがとれない、気分の浮き沈みが激しいなど、痛みを抱えている方だけではなく、なんとなく体の不調を感じ取っている方は大変多いと思います。周りを見渡せばコンビニ、スーパー、デパ地下などは、あらゆる食べ物で溢れかえり、とてもこの日本で栄養欠乏があるとは思えませんが、今、栄養欠乏が問題になっていることをご存知でしょうか。

食べる量は満たされていても、質が満たされておらず、タンパク質、ビタミン、ミネラルの不足により、なんとなく調子が悪い状態を質的栄養失調といいます。精神的に調子が悪い、慢性的に体が痛い方は、この質的栄養失調に当てはまる方が多いのではないかと思います。

タンパク質摂取の年次推移（厚生労働省）を見ると、年々摂取量が減少していることが分かります。鉄に至っては1950年に1日あたり約46mg摂取していたのが2003年時点では約8mgまで減少しています。約6分の1ですね。

身体の筋肉は多くがタンパク質でできていますし、多くのホルモンや酵素もまたタンパク質からできていますから、タンパク質の摂取量が少ないことで、少なからず影響が出ることは想像しやすいでしょう。

鉄はセロトニン（心の安定に関与）やドーパミン（やる気等に関与）を作る際に必要となります。また、エネルギー代謝にも関与していて、不足するとうまくエネルギーを産生できなくなります。

厚生労働省ではタンパク質の一日あたりの推奨摂取量を、次の表のようにしていますが、果たしてこれを満たしている方はどのくらいいるのでしょうか。

タンパク質の食事摂取基準（推定平均必要量、推奨量 g/日）

性別	男性		女性	
年齢等	推定平均必要量	推奨量	推定平均必要量	推奨量
1～2（歳）	15	20	15	20
3～5（歳）	20	25	20	25
6～7（歳）	25	35	25	30
8～9（歳）	35	40	30	40
10～11（歳）	40	50	40	50
12～14（歳）	50	60	45	55
15～17（歳）	50	65	45	55
18～29（歳）	50	60	40	50
30～49（歳）	50	60	40	50
50～69（歳）	50	60	40	50
70以上（歳）	50	60	40	50
妊婦（付加量）				
初期			+0	+0
中期			+5	+10
後期			+20	+25
授乳期（付加量）			+15	+20

＊厚生労働省『日本人の食事摂取基準』（2015年版）より作成

１００グラムの肉を食べれば１００グラムのタンパク質が摂取できると勘違いされている方が多いのですが、そうではなくタンパク質を10グラム摂取するためには牛肉では65グラム、豚肉83グラム、鶏肉55グラム、チーズ50グラム、豆腐３３０グラムと、摂取グラム数＝摂取タンパク量ではないことを知ってほしいと思います。

たとえば、体重50キログラムの方で50グラムのタンパク質を摂取しようとした場合、牛肉では１日３２５グラム、豚肉４１５グラム、鶏肉２７５グラム、チーズ２５０グラム、豆腐１６５０グラムをとる必要があるわけです。

１日や２日ならなんとかなりそうですが、これが毎日となると、とてもじゃないですが続きそうにないですね。

また、野菜も近年栄養素の低下が指摘されており、なるべく旬の野菜を食べるなどの工夫が必要です。

体や心の調子が優れないときに、「心を落ち着かせる方法」や「体の力を抜く方法」、「認知行動療法」の他、「カウンセリング」や「治療」なるものをしてもいい結果が出ない場合には、質的栄養失調である可能性も考慮するとよいかもしれません。

体を維持するための材料が枯渇している状態では、どのような手段を講じたところで、回復が望めないということです。

しかしながら、まだまだ質的栄養失調＝体調不良という関係は、世間での認知度が高くなく、私たちの治療の現場でもよほど信頼関係ができた方でないと伝えにくいのが実情です。というのも、人間は思い込みから逃れることができないからです。自分のなかに持っているものからかけ離れたことをいわれると、バックファイヤー効果という心理的な作用が働き、もともと持っていた信念をさらに強化することがあります。このことから、信頼関係が築けていないと伝えにくいといったのです。

いくら良いかもしれない情報とはいえ、受け取る準備ができていない人にとってはその情報が「毒」になってしまうということです。

喫煙と痛み。煙草は百害あって一利なし

２０１４年の喫煙者率調査によると、成人男女の平均喫煙者率は男性30・３パーセントで、女性が９・８パーセントだそうです。

この数字は、男性は減少傾向で女性は横ばいのようです。

いまさら述べることでもなさそうですが、喫煙は体によくありませんし、痛みを発生させるリスクにもなると考えられます。

詳しく述べますと、ニコチンは血管を収縮させる作用がありますし、一酸化炭素は局所の酸素欠乏をもたらしますから、血流量の低下、酸素欠乏状態になります。するとブラジキニンなどの発痛物質が生成され、痛覚神経が興奮する可能性があるのです。

ある実験でうさぎにニコチンを8週間与え続けたところ、毛細血管が収縮して栄養が行き渡らなくなり、ニコチンを与えられなかったうさぎに比べて椎間板が約2分の1に減っていたそうです。つまりそれだけ、末梢血管収縮による栄養供給が滞ってしまったという

ことになります。

ノースウェスタン大学のBogdan Petre氏の研究では、非喫煙者に比べて喫煙者は腰背部痛を起こす確率が3倍になると報告しています。

この研究では、背部の痛みを訴えて訪れた160人を1年間にわたり観察しました。1年に5回の脳のMRI撮影やアンケート調査等を実施し、これにより喫煙と背部の痛みの関係を分析したのです。

また、比較のために無症状の35人と、慢性的な背部の痛みを抱える32人も同様に観察しています。

その結果、脳の2つの領域（側坐核と内側前頭前野）の活動が、慢性の痛みと関係があることが明らかになりました。喫煙者であっても、喫煙をやめるとすぐに煙草を吸わない人のレベルにこの部分の活動が落ち着き、慢性の痛みのすみやかな緩和が期待できると報告されています。

煙草を吸うことでニコチンやタールなどの有害物質が体に入るわけですから、体はそれに対応しようと防御モードに切り替わり、ビタミンC、ビタミンE、β-カロテンなどの栄養素が大量に消費されることになります。

煙草を1本吸うたびにビタミンCが25mg消費されるそうです。1日に必要とされるビタミンCの量が男女ともに100ミリグラムとされていますから、4本吸うと1日に必要なビタミンCのすべてが消費されることになってしまいますね。ここでも栄養欠乏が促進されてしまうわけです。

また、喫煙による生体の反応としては、中性脂肪やLDLコレステロールの合成を促進し、HDLコレステロールを減少させる働きがあり、血中のカテコールアミンという物質を増加させ、血糖値や血圧を上昇させます。

その他にも、肺の内皮細胞障害、白血球数増加、活性酸素の生成促進、ビタミンD合成を抑制し、カルシウム吸収阻害するなど、身体にとってろくなことがないのは確かです。

「生活習慣改善」のポイント

- 早寝早起き、毎日決まった時間に起きて寝る。寝酒は避ける。
- 運動：できれば明るい時間帯に、1回40分以上、週3日目安。
- 食事：できるだけ1日3食をとる。タンパク質、脂質、ビタミン・ミネラルをたっぷり。通常の食事では不足しそうならばプロテインやサプリメントを併用。

※ソイプロテイン（大豆タンパク質）の摂りすぎは甲状腺機能異常をきたす恐れがあるので、できればホエイプロテイン（牛乳に含まれるタンパク質の一種）を。牛乳を飲むとお腹を壊す乳糖不耐症の方でも、乳糖を取り除いたホエイプロテインなら大丈夫。

- 湯船に浸かり、しっかりと体を温める。
- お酒、煙草はやめた方がいい。
- 痛みのことばかり考えないで気をそらす。よくない感情を溜め込まない。
- 言葉や思考による体への影響を知り、思考や発する言葉には気をつけること。ダメ出しじゃなくて良いとこ出しをする。
- 趣味・楽しい目標を見つける。
- 他人とコミュニケーションを積極的にとる（会話やボディタッチ、家族間や友人間でのマッサージがあるとなおよい）。
- 心理学などを学び、楽な考え方、生き方を見つけ、実践する。

お勧めのセルフケア（力の抜き方を覚える）

私たちは幼少のころより、親や先生にいわれ、勉強や運動など、力を入れることはさんざん習ってきましたが、力の抜き方に関しては教わってこなかったのではないでしょうか。

そのためか、体に力が入りっぱなしで抜けない方が多いのだと思います。

試しに座った状態でも立った状態でもいいですから、両手を水平に上げてから、急に力を抜いてみてください。ストンと落ちれば問題ありませんが、油が切れた機械みたいにゆっくり落ち、なかにはまったく落ちない方もいらっしゃいます。

力を抜こうと思っても抜けないのですね。

日本人はメンタルが弱く打たれ弱い人が多いこともありますし、これからの時代をうまく生きていこうとするならば、やはり体の力の抜き方、自身の癒やし方を覚えることが重要になってきます。

心と体はつながっていて、体の力が抜けると心の力も抜けるようになっていくものです。

逆は難しいのですが、体の力を抜くことはコツをつかめばそれほど難しいことではありません。
それではここで、力の抜き方についていくつかお勧めの方法を述べていきます。

●トリガーポイントマッサージ

運動器に発生する痛みのほとんどは筋膜性疼痛症候群といわれていますが、それを指やテニスボールなどを使ってマッサージして、柔らかくする方法です。

先にも説明したとおり、痛みの第一の現場は、筋肉などの柔らかい組織にあるポリモーダル受容器（痛みを感じるセンサー）です。

痛みなどの症状が発生している場所や、その関連する領域の筋肉を圧迫して痛みがあるなら、その筋肉の中のポリモーダル受容器が過敏化している可能性が高いので、指やテニスボール等を使ってほぐしてあげましょう。

強さは強すぎず、弱すぎず、痛気持ちいいくらいが丁度いいでしょう。

時間は1箇所につき20秒から30秒、１日2回から3回でいいと思います。

時間があればもう少し回数を増やしてもいいと思いますが、マッサージした後に痛みが強くなったりした場合は、やり過ぎですから少し刺激を弱めるか、回数を減らして様子を

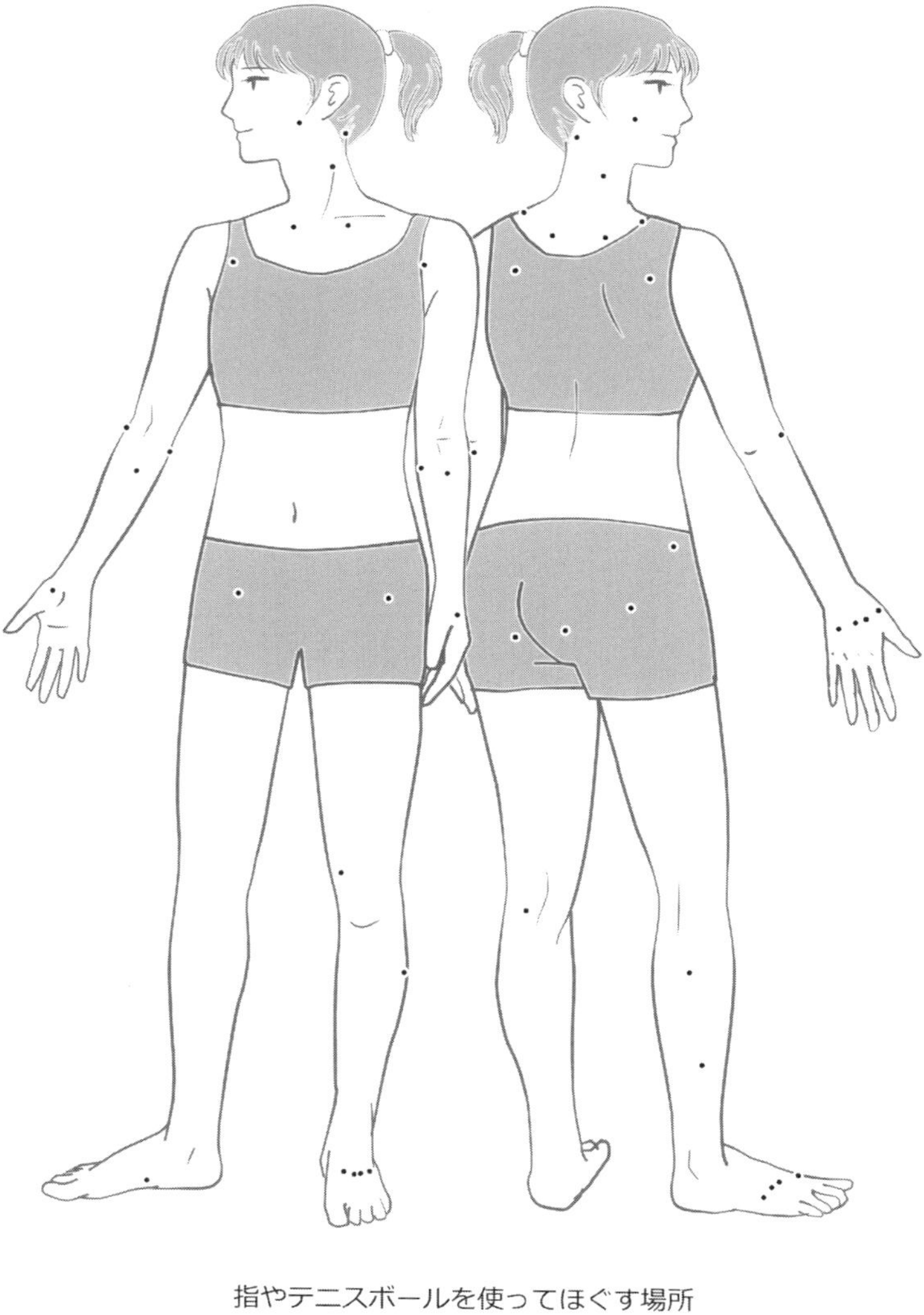

指やテニスボールを使ってほぐす場所

見てください。
単純な痛みであればマッサージ直後から変化を感じられると思います。

●深呼吸法

呼吸は吸うときに交感神経が働き、吐くときに副交感神経が働きますので、リラックスを目的にする場合は、吸う時間よりも吐く時間を長くします。およそ鼻から5秒吸って、口から10秒吐く。吐くときに、力を抜きたい場所の力を抜いていきます。

きっちり秒数を守る必要はなく、苦しくない程度にし、息を吐きながら緊張している筋肉をどのように柔らかくしたいのか、イメージしながら脱力するのがコツです。

たとえば綿のようにフワフワにとか、焼き立てのパンのように温かくモチモチな感じなど、柔らかいものをイメージしながら行うといいでしょう。

力を抜く場所はどこからでもいいのですが、慣れていない間は手や足から始めると脱力した感じが分かりやすいと思います。

息を吐いた後、脱力したことが確認できたら、頭の中で「腕の力が抜けて柔らかくなっている」や「足の力が抜けて柔らかくなっている」などと、力が抜けた場所が柔らかくなっていることを声に出して唱えましょう。声を出すことで再認識することができますので、より効果を実感しやすくなります（再認識効果）。

手や足が終わったら、次は首や肩、背中や腰など、全身の力を抜いていきましょう。十分にリラックスできると、余分な力が抜けてその部分が柔らかくなったり、体がポカポカして温かくなったりします。気持ちが良くなって眠くなることが多いので、この呼吸法は入浴中や運転中はやらないようにしてください。

終了後は必ず「手や足に力が戻ってきた。スッキリとしたいい気持ちで目が覚める」と頭の中で唱えるか発声し、手足の屈伸をして力を戻してから活動してください。そのまま寝るのであれば、そのままでも大丈夫です。

この後に紹介する、自律訓練法やジェイコブソンの漸進的筋弛緩法も、習得すれば仕事の休み時間や自宅など、どこでもできるようになります。いつでも体に意識を向けることができ、心身ともにリラックスする方法として、とても重宝すると思います。

●自律訓練法

自律訓練法とは、１９３２年にドイツの精神科医であるヨハネス・ハインリッヒ・シュルツ博士が開発した自己催眠とリラクゼーションの方法です。ストレスの緩和、心身症、神経症などに効果があり、心療内科や精神科などでも使われます。

自律訓練法は他者催眠（他人からかけられた催眠）を経験した被験者から催眠状態の感想を聞き、そのデータをもとに、自己暗示のみで催眠状態に入れるように考案された自己催眠法です。

実験データによると、催眠状態に入るときには2つの状態が共通して現れることが分かり、一つは肢体がひどく「重たい」という感じ、もう一つは、「温かい」感じで、この2つが覚醒状態から催眠状態へ移行する際の本質的要因だろうとしたのです。

その結果、「重たさ」や「温かさ」を考えるだけで催眠と似た心理、生理的状態にできることが分かりました。

この訓練法を習得すれば、数分で全身をリラックスさせることができ、心身の疲れがとれていきます。

習得までのステップは、シュルツ博士の考案により6段階に分かれています。

具体的な実施法を見てみましょう。

試す前の準備

・静かで落ち着ける場所で行う。

・メガネや時計、ベルトなど体を締めつけるものは外す。

・トイレは事前に済ませる。

・椅子かソファーに腰掛ける。または仰向けに寝て手足を少し開き、体幹に触れないようにする。

①第1段階…手や足が重くなる

・四肢に重感暗示（重たくなると感じる暗示）を与えて、筋肉を弛緩させていく。

・鉛などのように、手足が重く感じるよう30秒ほど頭の中で繰り返し唱える。

・その後に「気持ちがとても落ち着いている」と唱え、手足が重い感じを味わう。

・声に出して暗示を与えると、再認識効果が働いてより強く暗示が働くので、声に出して練習する。

②第2段階…手や足が温かくなる

・四肢に温感を与えていく。
・手足がポカポカと温かいなど30秒ほど繰り返し唱え、最後に「気持ちがとても落ち着いている」と唱え、温かい感じをしばし味わう。

③第3段階…心臓がうまく働いている

・心臓の調整暗示を行う（心臓に疾患がある場合は、飛ばして次に進む）。
・心臓が規則正しく静かに鼓動しているなどの暗示を与え、しばし鼓動を感じる。

④第4段階…呼吸が楽になる

・呼吸の調整暗示を行う（呼吸器に疾患のある方は、飛ばして次に進む）。
・喉や鼻が大きく広がり、呼吸がとても楽にできるなどの暗示を与え、呼吸が楽になった感じを味わう。

⑤第5段階…お腹が温かい

・腹部の温感暗示を行う（胃腸に疾患がある方は、飛ばして次に進む）。
・お腹がポカポカとても温かいなどと暗示し、腹部が温かくなっていることを感じる。

⑥第6段階…額が涼しい

・額に涼感を感じる。

・風が額を涼しくしてくれる、空気が額を冷やしてくれるなどと暗示を与え、額の涼しさに意識を向ける。

◯覚醒暗示

・「手や足に力が戻ってきた。スッキリとしたいい気持ちで目が覚める」と覚醒暗示を与えて、手足の伸びや屈伸をして力を戻してから練習を終了する。
・かけた暗示を実感できていなくても、力が抜けてしまっていることがあるので、練習終わりには必ず、この最後の暗示を実行する。

なお、この自律訓練法は、できてもできなくても5分程度で終わりにしてください。リラックス効果を期待するならば第2段階までの練習で十分で、それ以降は深い催眠状態を目指す場合に行えばよいと思います。

こうして自律神経が整えられれば、疲労回復、ストレス緩和、集中力向上、抑うつ・不安の軽減　心身症（慢性疼痛など）、神経症などの心療内科や精神科領域の病気にも効果があるとされています。

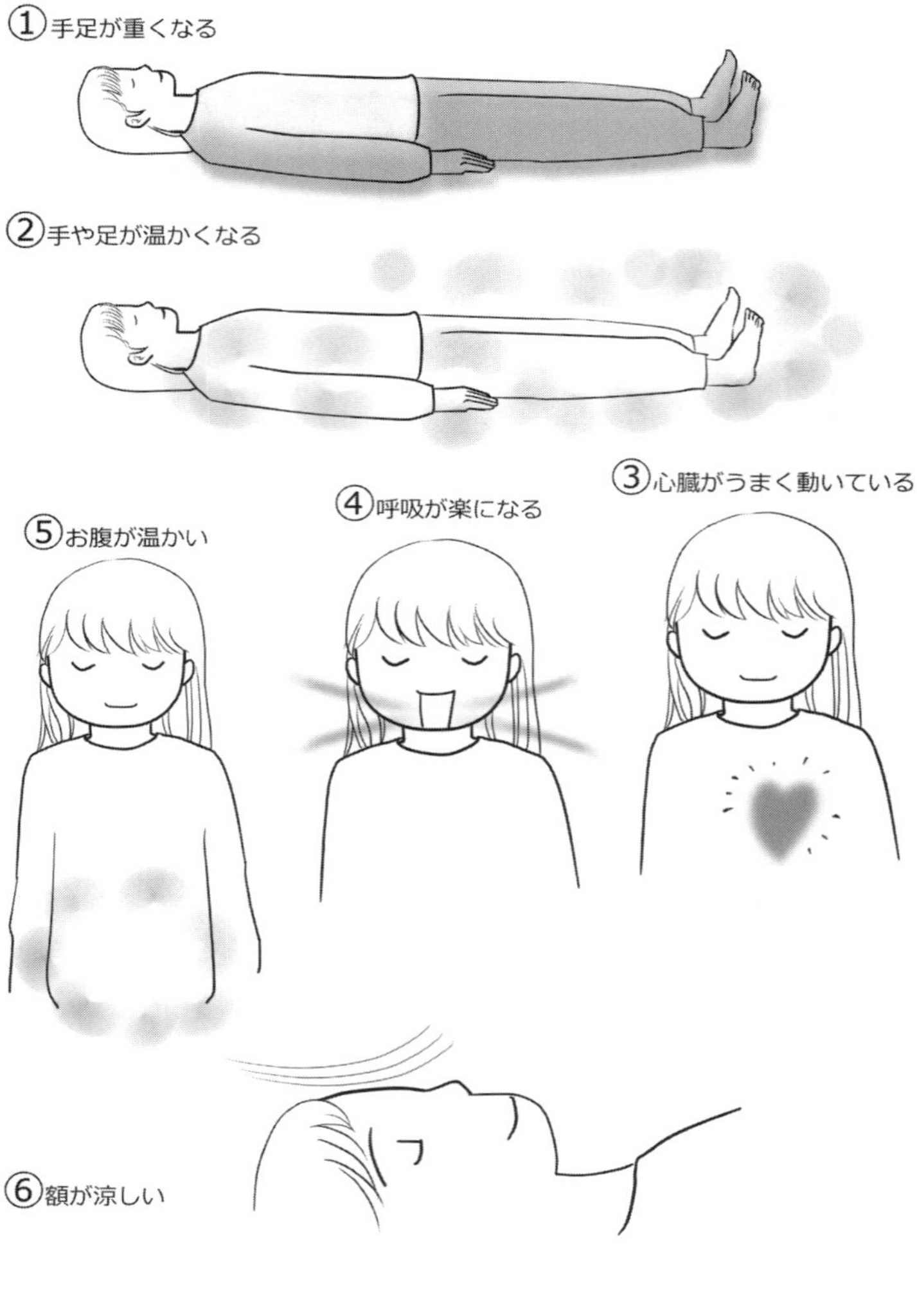

自律訓練法で体に現れる6段階の変化

なお、訓練は必ず変化を感じられるようになってから、次の段階へ進んでください。また、習得期間は個人差が大きく、数ヵ月から1年といわれていますが、他者催眠をかけてもらい、覚醒した直後に自己催眠に入れるように練習するとすぐに覚えられる方が多いです。

●ジェイコブソンの漸進的筋弛緩法

ジェイコブソンの漸進《ぜんしん》的筋弛緩法は、生理学者エドモンド・ジェイコブソン博士が1920年代はじめに考案した方法で、筋肉の緊張と弛緩とを繰り返し、それを観察しながら体をリラックスさせていきます。

人は考え事をしていたり、不安や恐怖に襲われたりすると、無意識に体に力が入ってしまいます。漸進的筋弛緩法は、筋肉をあえて一度緊張させてから一気に力抜くことを繰り返し、緊張している状態と力が抜けて脱力している状態を、体に理解させるのです。

漸進的筋弛緩法のメリットは、体の緊張がほぐれることで心もリラックスするできることです。その結果、筋肉が過緊張して起こる痛みやシビレの改善、イライラや不安感、気分の落ち込み、無気力の解消にもつながりやすくなります。

漸進的筋弛緩法には、この他、寝つきや睡眠の質の改善、疲労、憂うつの軽減、集中力の改善、自己肯定感の増加、血流の改善、緊張性頭痛の改善などの効果も期待できるといわれています。

次に、その具体的な実施法を見ていきましょう。

○意識

目を閉じ、筋肉の緊張と弛緩を繰り返し、その弛緩した状態に意識を向けて一番緩んだ状態を認識し、その状態を意識的に再現することで筋肉の疲労などを緩和させる。

○基本動作

椅子に腰掛け、背もたれに背中はつけずに浅く座ったまま行う。

各部位の筋肉に対し、5秒から10秒間、6~7割の力を入れ、急に脱力、弛緩している状態を観察する。

なるべく静かな場所で、できれば時計やベルト、メガネなど、体を締めつけるものは外して行う。

・顔：目と口をギュッとつぶり、歯を噛み締めて力を入れる（5〜10秒）↓脱力（15秒ほど）
・首：右や左に傾けて力を入れる（5〜10秒）↓脱力（15秒ほど）
・肩：両肩をすくめるように上げ、肩を耳まで近づけて力を入れる（5〜10秒）↓脱力（15秒ほど）
・背中：肩甲骨を引き寄せ、顔をできるだけ前に突き出す（5〜10秒）↓脱力（15秒ほど）・両手：手を伸ばし、握りこぶしを作り5〜10秒間握る↓脱力（15秒ほど）
・足の前側：両足を伸ばし、つま先を上に上げて足の前側全体に力を入れる（5〜10秒）↓脱力（15秒ほど）・足の後ろ側：両足を伸ばし、足の後ろ側の筋肉に力を入れる（5〜10秒）↓脱力（15秒ほど）
・最後に全身：全身に力を入れる（5〜10秒）↓脱力（15秒ほど）

各箇所最低2回は行いましょう。初めは力の抜き方が分からない方でも、一度力を入れて抜くと力が抜けている感じが分かるようになるでしょう。これを繰り返すことで、意識的に力が抜けるようになってきます。

緊張した体を圧が加えられた羽毛にたとえると…

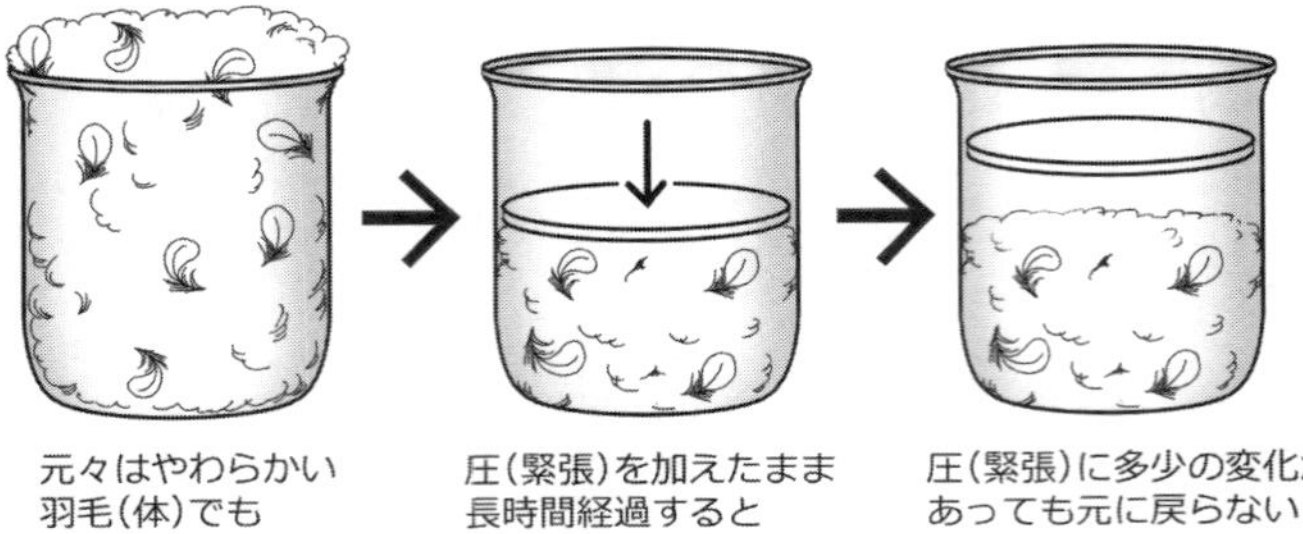

…ジェイコブソンの漸進的筋弛緩法とは…

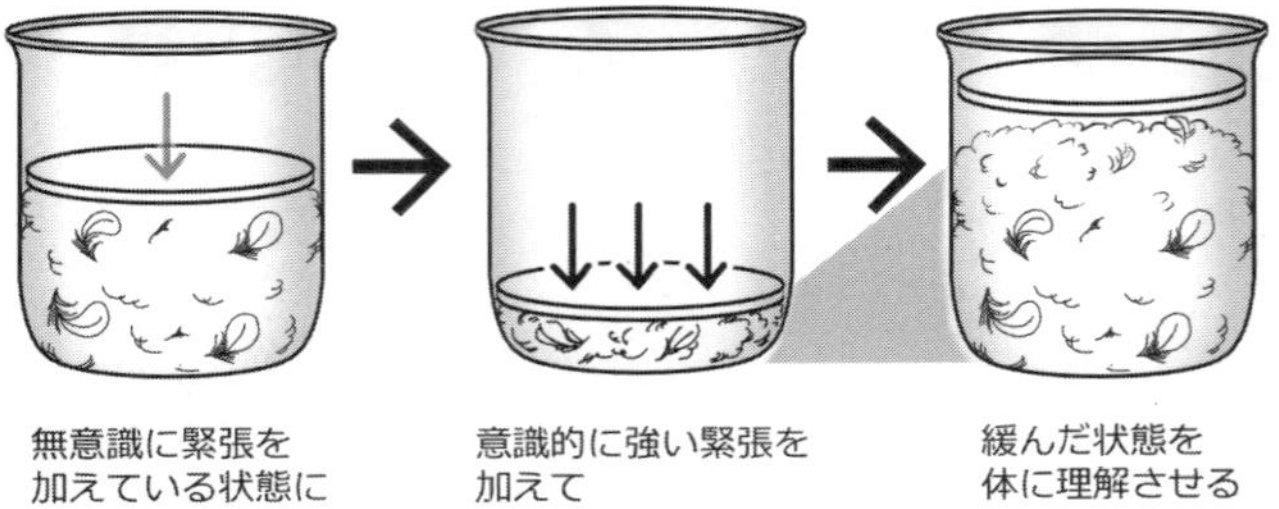

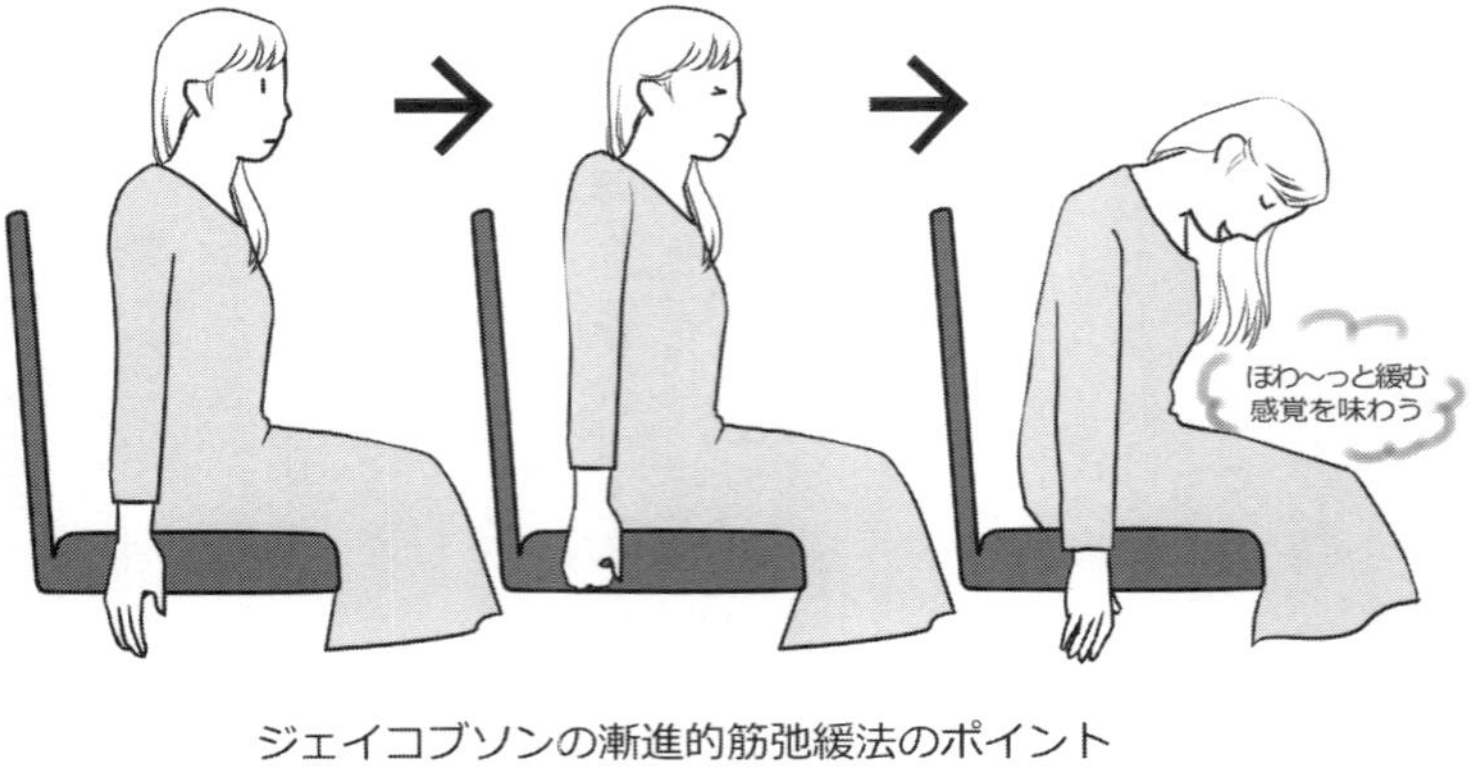

ジェイコブソンの漸進的筋弛緩法のポイント

漸進的筋弛緩法について、文部科学省のホームページにも記載されていますので、より詳しく知りたい方は検索してみてください。

催眠という言葉に対する先入観をなくすために

自己催眠とは、催眠暗示を用いて自分自身で催眠状態へ誘導するものです。

人は催眠状態になると、無意識（潜在意識）が活性化し、普段使っていない能力を使えるようになります。

たとえば自然治癒力の活性化、心の安定、ストレスの緩和、記憶力、集中力のアップ、アイデアやひらめく力を引き出したりモチベーションを上げたりと、潜在能力を引き出すことができるのです。

しかし、催眠というと「洗脳される」とか「体を思うままに操られる」といったマイナスの先入観が強く、日本では一部の医療機関などで行っているのみとなっているようです。

実は、催眠状態では意識の双方性変化が起こり、無意識が活性化していますから洗脳はできないのです。テレビなどで見かけるショーとして行う催眠では、術者と被験者の間に無意識の社交辞令が働き、術者の面子を守ったりする場合もあるため、操られている印象がぬぐえないかもしれません。

けれども、一般には与えられた暗示をどうするかは被験者次第であり、やりたくないことには反応しませんし、もし自分にとってメリットがない、プライドを傷つけると思った場合には、すぐさま覚醒して目が覚めてしまいます。

テレビなどで行われているショー催眠の場合には、視聴率や与えられた使命などを考えることもあり、かけられる側も大げさに反応すると同時に一生懸命暗示にかかろうとしてしまうのでしょうね。

私が現在所有している一番古い催眠関係の書籍『即席活用　神秘流　催眠術』は昭和3（1928）年発刊のものですが、その中に次のような文章があります。

「催眠術と云えば、直様俗にいふ魔法か仙術のように早合點する者が少なくない、稍や智識の進んだ人でも、催眠術といふ文字に屈託して、一種の呪法を施して人を眠らせる奇術であるかの如く思ひ込んで居る」

昔から催眠術には、怪しげなショー催眠的なイメージがあったのですね。

しかし先にも述べたとおり、自己催眠はさまざまな面でメリットがあり、ぜひ習得してほしい技術です。

自律訓練法やジェイコブソンの漸進的筋弛緩法も自己催眠法の一種です。特に自律訓練法についてでは習得までに時間がかかるため、途中で諦めてしまう方が多いようです。

繰り返しますが、自己催眠法を最も効率的に習得する方法は、まず他の人に催眠をかけてもらい、覚醒した直後に術者とともに自己催眠状態に入れるように練習をすることです。

私もこれで自己催眠を覚えましたが、考えていたよりも簡単にできるようになりました。

もちろん無意識の学習能力（ことさら意識しないでも、自分のものとすることができる能力）が関わってきますから、習得するまでには個人差があります。

皮膚の機能を使った施術方法を行う理由

私たちが生きていく上で、当たり前のように働いている体の器官には、さまざまな働きがあります。その一つが「皮膚」の働きです。

皮膚は、成人で重さが3キロ、広げると畳1枚ほどの面積になります。

皮膚は今まで、外界と体内を分ける壁のような存在と考えられてきましたが、皮膚には五感がある、という実験結果が存在します。

そう思うに至ったいくつかの情報を、簡潔に述べていきます。

①痛みは神経が感じる前に、まずは皮膚が感じている

これまでは、生理学の教科書などでも、痛みは皮膚の中にある神経が最初に感覚するとされてきました。ところが、培養した表皮細胞に刺激を与える実験をしたところ、応答があったという結果が出たのです。

神経のない細胞に反応があったということは、初めに皮膚が反応し、その刺激が神経に伝わっていることになります。ということは、まずは表皮細胞であるケラチノサイトが反応し、その信号を痛みセンサーに伝えているのではないか、ということが考えられます。

②視覚機能：脳と脊髄、皮膚は、同じ外胚葉由来

生物の発生を見ると、受精卵が分裂し、初めに外胚葉が皮膚になり、神経になり脳になっていきます。皮膚から神経や脳、種々の感覚器官が作られていくことを考えると、表皮にもともとすべての機能が備わっていて、そこからさらに高度になって、目や耳、鼻や舌、脳に分化しているのではないかということが考えられるということです。

実際に皮膚の細胞には、色を識別する「オプシン」や、明暗を感じる「ロドプシン」というタンパク質があり、色や明暗を感じることができるというのです。以前から可視光線以外の紫外線や赤外線は、皮膚が認識しているということは分かっていましたが、新たな発見があったわけです。

実験ではまず、テープを皮膚に貼って剥がし、角質バリアを破壊します。そこに光の三原色である赤、緑、青のＬＥＤの光を当ててみたところ、なんと赤い光ではバリアの回復が早くなり、緑は変化なし、青では回復が遅くなったのです。

その後の研究で、培養した皮膚でも同じ結果が得られたことから、皮膚は可視光線をも認識していると考えられます。

別の実験では、目隠しをして赤い部屋と青い部屋に入ってもらうと、脈拍や血圧に変化が出るという結果が得られていますし、桜美林大学教授・臨床発達心理士の山口創氏が行った実験では、赤い折り紙と青い折り紙を置いておき、目隠しをした状態で手をかざしてもらうとかなりの割合で色を当てたそうです。

また、スポーツ選手のユニフォームの色と運動のパフォーマンスを調べた研究でも、ユニフォームやプロテクターが赤だった選手たちは勝率が高く、試合で優位に立つことが明らかになっています。

これらのことからも、皮膚は可視光線や赤外線、及び紫外線も感じて「見て」いると考えられるのです。

③触覚機能：お母さんの「痛いの痛いの、飛んでいけー」には根拠がある

皮膚を優しく撫でられると心地よいものですが、その際、体ではいったい何が起こっているのでしょうか。

スウェーデンのイェーテボリ大学のハカン・オラウソンたちは、20人を対象にブラシで腕の皮膚を撫でたときの神経がどのように反応するかテストしました。その結果、心地よさを生み出すのには、皮膚を撫でる速度が関係していることが分かったのです。速度として1秒間に5センチ動かす場合に、最も強く心地よくなることが分かったのです。

前述した山口創教授の実験でも、1秒間に5センチ背中を撫でられたときに、最も気持ちよく感じると同時に、最も副交感神経の機能が高まり、リラックス効果があることが確かめられました。

1秒間に1センチ、あるいは20センチで撫でた場合、逆に交感神経が優位になり、覚醒度が高まったとのことです。なんとこれは、お母さんが赤ちゃんをあやしたり、「痛いの痛いの、飛んでいけー」をしたりするときの速度と、一緒だったのです。

着ている服の感触でストレス反応が変化することも分かっています。

九州大学の綿貫茂紀氏らが、肌に触れているものが心に与える影響について、3歳から5歳の子どもを対象に行った実験によると、ゴワゴワした硬い肌着を着た場合、免疫機能が低下し、ストレスホルモンであるコルチゾールの分泌が増え、ストレスが増えることが分かりました。

肌に触れる素材や硬さによっても心が変化するとは、なんとも興味深いですね。

色彩の違いによっても運動のパフォーマンスが変化することは先にも述べましたが、それ以外にも触覚が関与しているということなのですね。

施術の現場でも、きつく締めつける下着や、跡がつくほどきつい靴下などを着用している方の筋肉や皮膚が硬いことが多いのを経験しています。実験結果とともに、体を締めつけることの影響も考えた方がよさそうです。

④聴覚機能：皮膚は聞いている

インドネシアの民族音楽にガムランというものがあります。演奏者がトランス状態（恍惚状態）に陥ることで知られているのですが、このガムランのCDを聞いただけではトランス状態にはなりません。皮膚科学研究者の傳田光洋氏によると、人間の聴覚はすべて耳によるものだと考えられていますが、皮膚、表皮もまた、音波を感知しているのではないかということです。

別のある研究によると、ガムランのライブ音源には10万ヘルツ以上の音まで含まれており、このライブ音源に体表がさらされることで、脳波や血中のホルモン量に変化が認められることが分かったとのことです。また、演奏中に首から下に音が入らないように覆いをしてしまうと、トランス状態にはならないといいます。

こんな実験結果もあります。高周波によって破壊された皮膚バリア機能が、音の照射によって回復するかどうかを調べたところ、聞きとれる音である５０００ヘルツでは機能回復に影響しなかったのにもかかわらず、１万から３万ヘルツの音を照射した場合は、皮膚のバリア機能の回復が促進されたというのです。

超音波成分を含むこれらの音は、それが含まれない音に比べてアルファー波が増強され、脳深部の神経活動を活性化させるのだそうです。日本の宇宙開発・ロケット開発の父といわれている糸川英夫博士は、音楽の演奏には耳で聞ける範囲外の不純物が含まれており、この不純物こそが音楽をより感動的なものにしていると言っています。

これが「ボーンコンダクション理論」です。

皮膚は可聴域以外の低周波や超音波も聞いており、楽器の発する音や、奏者の体から発せられる音こそが人に感動を与える、と考えられそうです。

この結果からすると、可聴域以外の音はすべてカットされているCDなどで音楽を聴いても、感動が薄いということになりますね。

④味覚機能：皮膚は味わっている

ここまで、皮膚は感じるのはもちろん、見て、聞いていると説明してきましたが、他にも味覚や嗅覚があるという可能性が示唆されています。

ここでは簡単に要点だけ説明しましょう。

唐辛子の辛さの素として有名なカプサイシンですが、これはケラチノサイト（表皮を主に構成する角化細胞）の中にあるＴＲＰＡ１（物理的・化学的刺激のセンサー）が応答することで、辛さを感じているといいます。ワサビやカラシの辛味成分はＴＲＰＡ１が反応し、その他シナモンの成分、ニンニクの成分にも反応するとのことです。

ちなみに、辛味は痛みと似た感覚であり、味覚とは少々異なるともいわれますが……。

甘さの感じ方は、まずケラチノサイトが糖の種類を識別します。皮膚バリア機能の回復実験を行ったところ、シュクロース、グルコース（ブドウ糖）では、回復に効果はなかったものの、フルクトース（果糖）には反応し、バリア機能の回復促進効果が認められたというのです。

続いて酸っぱさについても、低いＰＨを感じる受容体がＴＲＰＶ１に存在し、旨味（グルタミン酸）の受容体もまた、ケラチノサイトに存在していることが分かっています。

つまり味覚についても、皮膚に存在する可能性が高いと考えられそうですね。

⑤臭覚機能：皮膚は嗅いでいる

ケラチノサイトにしか存在しないＴＲＰＶ３というセンサーは、タイムやクローブ、オレガノといったさまざまなハーブに含まれる香気成分に反応します。

また、白檀《びゃくだん》の香気成分で作動を始める受容体がケラチノサイトに存在し、それを作動させると傷の治りが早くなることも、研究結果として発表されています。

私はこれら①～⑤を踏まえ、実際の施術を行っています。それは、いわば皮膚同士の会話みたいなものです。

人の思考は、皮膚から音となって相手に伝わります。これは皆さんが日常感じていることで、機嫌の悪い人やいい人の近くにいると空気がピリピリしていたり、ほんわかしていたり、なんとなく分かるかと思います。場の空気とでも言ったらいいでしょうか。

その機能（ノンバーバルコミュニケーション）を用いて、相手の無意識に語りかけます。たとえば、私が相手に「柔らかくなる」と考えれば柔らかくなってくれますし、「温かくなる」と考えれば温かくなってくれます。もちろんこの反応をよく発生させるためには、最初の面接の段階でその人の「無意識」と仲良くなっていることが前提です。抵抗されると、反応もよくありません。

どの施術、治療、行為でもそうなのですが、この無意識のコミュニケーションを皆さん意図せず行っているのです。この無意識のコミュニケーションが施術、行為の成否を分けているのです。

皮膚は「第三の脳」か

島皮質と線条体というものが脳にあるのですが、これが体の温かさを感じると興奮します。すると同時に心理的な興奮が起き、皮膚が温まると心も温まる（穏やかになる）ことが分かっています。

アメリカでの実験なのですが、温かいコーヒーと冷たいコーヒーを、それぞれ被験者に持ってもらったところ、温かいコーヒーを持った人は冷たいコーヒーを持った人よりも、他人に対して優しくすることができた、という結果になりました。

逆に体を冷やすと脳の扁桃体が反応して、不安や恐怖などのネガティブな感情に反応することになります。これは「冷え」に対する原始的な反応と考えられており、体が冷えると生命の危機につながるためであり、体が冷えることで他人への信頼感が持てなくなったり、思いやりがなくなったりするというのです。

皮膚の温度が心に変化を与えているという、驚きの結果ではないでしょうか。

さらに、ストレスの度合いによって免疫力が変わることも分かっています。皮膚の状態

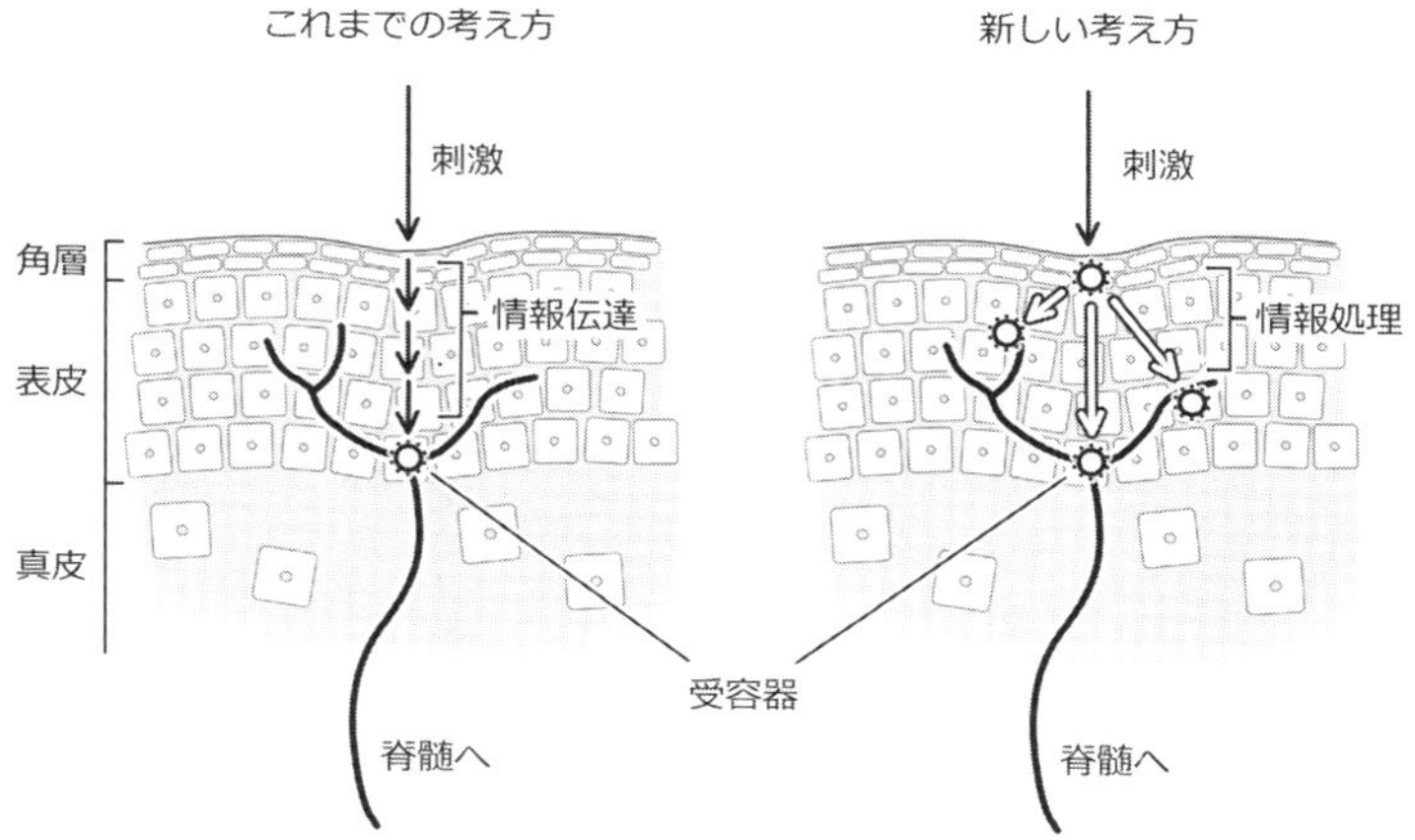

それ自体が高度なセンサーになっている表皮
＊『第三の脳』（朝日出版社）より 引用改変

が悪くなるとストレスが増え、コルチゾール（ストレスホルモン）という物質が産生されます。ストレスが皮膚に与える影響は強いのです。逆に、ストレスが皮膚に与える影響もあると思われます。

　脳には、身体の各部位からの情報を受け取り、判断を下して、意識、無意識下に体を調節する働きがあるのですが、同じシステムを表皮も持っているのではないかといわれています。そういった意味で、皮膚は「第三の脳」ともいえるではないでしょうか。

　その理由として、ゾウリムシやクラゲなど、脳がない生物であっても、生命を維持するために外敵から逃げることができるのです。つまり、脳ではなく表皮にその判断をするシステムが備わっている、ということになるはずです。

言語や文字を使わないコミュニケーションには、視覚的要素や聴覚的要素の他にも、嗅覚的要素、味覚的要素、身体的要素などがあり、いずれも五感に訴えかけるものです。

施術効果を上げるにはポイントがある

これまでお話ししてきたことなどを踏まえると、施術効果をさらに上げるには、次の2つのポイントがあるといえます。

①施術者との信頼関係を構築すること
②無意識を意識した生活を送ること

たとえば、看護の現場でも行われているタッチングですが、いろいろな仕方があります。痛いところを揉む、背中をさする、肩をトントンと軽く叩く、手を握るなどです。医師から病状説明を受けて不安になっている患者さんにそっと触ってあげることで、安心感を与えたり、精神的な痛みを除いたりすることができます。

このように、施術に限らず人と人のコミュニケーションはすべて、言語だけによるものではなく、非言語のコミュニケーションと相まって成り立っています。

コミュニケーションが成立しないと、施術効果など微々たるものになってしまいます。たとえば会話が成立しない方、人の話を聞かない方、猜疑心が強く心を開かない方など、コミュニケーションを拒否している方は反応が悪くなる傾向があります。

こうした場合、自分が相手を分かろうとしている人間であることを、相手に感じてもらう——これこそが相手に安心感が生まれ、信頼関係を成り立たせる方法なのです。

したがって、より高い施術効果を求めるのであれば、まずは相手との信頼関係の構築に全力を尽くし、安心感を持ってもらうことが大切です。

信頼関係ができていない相手に、どんなに素晴らしい施術行為をしようとしたところで、その効力は発揮しません。体の支配力は意識よりも無意識の力の方が強く、無意識を意識したコミュニケーションが非常に大切になってきます。

施術をする者と施術を受ける者とが、無意識のうちにうまくコミュニケーションをとれるようになれば、施術効果はとても高くなるのです次に、無意識について詳しく述べていきましょう。

潜在意識を意識した生活をする

今から130年ほど前のことです。心理学の父といわれるジークムント・フロイトが、人間には意識できる心と意識できない心があることを発見しました。後者が無意識（潜在意識）です。今では意識（顕在意識）と無意識（潜在意識）は一般的になり、どなたでも知っていることですが、そのころまでは分からなかったのです。

フロイトは、意識と無意識を海に浮かぶ氷山にたとえています。海面より上に見える部分が意識で、海面下にある見えない巨大な部分を無意識と表現したのです。つまり、体の支配力は意識よりも圧倒的に無意識の方が強く、意識による体の支配はほんのわずかでしかないと説明しているのです。

目の前に、黄色くてみずみずしいレモンがあることを想像してください。そのレモンを手に取り、ナイフで半分に切ります。切り口からは新鮮な果汁がたっぷりと滴り落ちてきます。それを口に運ぶと……。どうでしょうか。口の中に唾液がたくさん出てきたのではないでしょうか。

これは、無意識が妄想と現実の区別がつかないために起こる体の反応で、無意識が思い込んだことを現実化しようとする働きがあるからです。

この「妄想と現実の区別がつかない」ということがポイントで、たとえば痛みがひどくなって寝たきりになるのではないかなどと想像することは、決して良い方向に作用しないと考えられますよね。痛みがあるときにはなかなか難しいかもしれませんが、頑張って楽しいことや心躍るようなことを想像して生活したいものです。

潜在意識の特徴は他にもいくつかあり、「時間の概念がない」ということも挙げられます。潜在意識にとっては過去も現在も未来もなく、ただ今があるだけなのです。

たとえば昔の嫌なことを思い出し、そのときの不愉快な感情が蘇ってきたり、昔懐かしい音楽を聴いたときに記憶がはっきりと過去に戻ったりすることはありませんか？　あの感覚は無意識が現在と昔を区別していないためで、昔を今に再現しているのです。

これは、未来の起きてほしくない出来事を想像しても、同じように不安になったり、恐怖の感情が襲ってきたりするのと同じです。実際に体温や心拍数など、体の状態もそれによって変化することが分かっています。

潜在意識には時間の概念がないので、過去の出来事も潜在意識にとってはたった今起きている出来事と捉えられるのです。ですから、良かった思い出を想起するのはいいのですが、不安や恐怖を増大させるような過去や未来を考えることは避けた方がいいということです。

潜在意識は思ったことを現実化させようとする働きがありますが、たとえば「早く痛みが治りますように」と考えると、潜在意識は「痛みが治るように願っている」自分を実現させようとします。潜在意識には今しかないので、この場合は体の状態を良い方向に持っていくのなら、「どんどん痛みが良くなっている」とか、「ますます良くなっている」と現在良くなっていることをイメージできる言葉を選択しましょう。

その他の特徴としては、潜在意識は否定語を認識しません。つまり、「〜ない」を理解しないということです。たとえば医者などに、生活上しないように伝えられていたことがあるとしましょう。それに従って、たとえば「痛みのことばかり考えない」「私は痛くない」と発言したり考えたりしたとしましょう。

潜在意識は、この「ない」が理解できませんから、この場合は「痛みのことを考える」「私は痛い」になってしまう可能性があるということになります。否定語が潜在意識には認識できないので、なりたいこと、したいことは肯定文で発するのが基本になります。

もう一つは「潜在意識は主語を理解しない」ということです。これは「私」と「あなた」の区別がつかないということです。友人の足の痛みの話を聞いたり、テレビで誰かが胸が痛い思いをしている映像を見たりすると、自分もなんだか足や胸が痛くなったりすることとがありませんか。

これはつまり、潜在意識が他人と自分の区別がつかないということを意味します。

また、他人の批判や怒りばかりぶちまけて体調を崩した経験はないでしょうか。人を呪わば穴二つといいますが、この結果はまさに、そのことを表しているのではないでしょうか。「他人を呪い殺そうとして墓穴を掘れば、その報いを受けて死ぬ自分の墓穴も掘らねばならない。人を呪えば身を呪う」ということです。

潜在意識にとっては誰がするかは関係なく、何をするかが重要なのです。

他人の批判ばかりしている人は批判している内容が自分にふりかかってきて、自らダメージを負ってしまうのです。そういう人はなんとなく顔が険しい方が多い気がするのは、私の気のせいではないでしょう。やはり発言や思考には、気をつけた方がよさそうですね。

潜在意識は現状維持をしようとする

これから自分が変わっていくことを目指すのであれば、どうしても無視できない無意識の機能があります。それが無意識の現状維持機能です。

寒いところへ行くと体が震えて熱を作り、暑いところへ行けば汗をかいて冷却して快適な体温を保とうとします。また、暗いところへ行けば、瞳孔が拡がって少しでも光を取り入れようとし、眩しいほど明るいところへ行けば、今度は逆に瞳孔を絞って目に入る光を制限します。これらはすべて無意識の働きですが、すべて快適な自分でいようとするための働きです。

簡単に変化できないときには、この現状維持機能がある可能性があり、変化していくためにはこの現状維持機能を変化させる必要があります。具体的には、深呼吸の際に息を止めたり、明るいから暗い、寒いから暑いなど、正反対の状況を利用して現状維持機能に柔軟性をもたせたりします（これは催眠状態にして行います）。

その他に注意すべき点としては、潜在意識にも存在しないものは実現しないということです。たとえば痛みを改善していく上で何もしないで安静にしながら「どんどん良くなっていく」などと自分に言い聞かせても、ごく単純な痛みであればそれでも変化する可能性がありますが、痛みそのものが病気の状態（慢性痛症）になっている場合、それは難しいでしょう。

先述しましたが、痛みの知識をつける、運動をする、食事や睡眠に気をつけるぐらいはしたいものです。

それらをしたうえで、自己暗示やイメージをしていくと良いかと思います。

イメージや自己暗示はその人のなかにあるものは引き出しますが、ないものは引き出すことができません。何も運動したことのない人がいきなり300キロのバーベルを持ち上げるとイメージしたところで、それは無理だということです。

潜在意識はイメージしたことを実現しようとする力があると述べましたが、潜在意識はできることだけをやろうとします。

実行する方はそんなにいないと思いますが、「楽して痛みを治したい」とイメージした場合、治る力がその時点でなかったとすると、無意識の力で先に楽だけするようになり、意識の力でそれを修正しようとしても体の支配力は無意識の方が強いので、楽することばかりが優先されてしまい、後で自分が苦しむことになります。

ですから、治るためにイメージを使うのであれば、そのイメージのなかに楽をするとか、怠ける要素は入れないようにしてください。

「潜在意識」のポイント

- まずは信頼関係の構築がすべてで、それが構築されないと施術効果も微々たるものに。
- 意識には意識と無意識があり、支配力は無意識が大きい。
- 無意識は妄想と現実の区別がつかない。
- 無意識は時間の概念がなく、過去も今も未来も区別がつかない。
- 潜在意識はイメージしたことを実現しようとする。
- 潜在意識は否定語を認識できない。「〜ない」が分からない。
- 潜在意識は主語を理解しない。あなたと私の区別がつかない。
- 潜在意識は痛みがある状態でも、現状を維持しようとする現状維持機能がある。
- イメージしても潜在意識にないものは出てこない。
- 潜在意識はできることからやろうとする。

西洋人と日本人

明治維新によって西洋の文化を取り入れるようになりましたが、我々日本人には日本人にあった姿勢や呼吸法、歩き方がありました。西洋人の真似をすることなく、日本人が古くから培ってきた姿勢や呼吸をすればいいのにと思うことがあります。

日本人と西洋人では骨格も姿勢も違いますから、西洋的な姿勢を「きれいな正しい姿勢」「正しい歩き方」といわれても、なんだかおかしく感じてしまいます。その土地その土地には、その気候や風土にあった生活様式や食事があり、それぞれに適応してきたわけです。改めて私たち日本人は、西洋人を基準とするのではなく、日本人が培ってきた生活習慣を見直すことが大切なのだと思いますが、いかがでしょうか。

最後に、もし私が患者さんの側だった場合、何を行うか？　以下、順番に記しておきたいと思います。

①まずは日常生活の点検をします。早寝早起き、朝日を浴びて軽く散歩

②運動不足を自覚しているならば運動を始める
③皮膚の接触を増やす。家族や友人と触れ合うなど
④食事の栄養が偏っているなら是正する（タンパク質、脂質、ミネラルを多くとり、糖質を控えめに）
⑤ストレスのもとを点検する。変えられるものは変え、変えられないものは諦める
⑥痛みに対する知識を得て、考え方や行動を改善する
⑦医療機関へ行く

このような順番でしょうか。

もちろん、今まで経験したことのないような痛み、発熱など、危険信号があれば迷わず医療機関へ行くようにしましょう。

来院する方のお話を聞いていると、明らかに睡眠不足なのに運動やサプリメントに頼ったり、運動不足なのに心理学で解決しようとしたりと、ちょっとその対応はどうなのかなと心配になる方がたくさんいます。しかも、極端に走ってしまう方が多いと感じます。

まずは日常生活の点検から始めてみませんか？

おわりに

日本人は、「我慢は美徳」とするところがあり、弱音や自分の感情を表に出さずに我慢している方が多いのですが、心身の健康という観点から考えると、それは決して良いことではありません。

我慢に我慢を重ねた結果、無意識が我慢しきれなくなったときに出てくるのが、痛みであったり、うつ症状やその他、さまざまな身体症状であったりするわけです。

怒りたかったら怒ればいいし、悲しかったら泣けばいいのです。

一人で抱えて我慢していないで、周りを頼ったらいいのです。

迷惑かけたっていいんです。周りに迷惑かけないで生きていくことなんて、できないんです。お互い様なんです。

そうやってお互い支え合いながら、人は生きてきたんです。

昔は近所の人たちとのお付き合いも盛んで、お隣同士で調味料の貸し借りや料理のおすそ分け、道で会えば笑顔で挨拶を交わし、会話を楽しむ、そんな光景は日常的に見られましたよね。

それが今や隣に住んでいる人の顔も分からない。すれ違っても挨拶もない。なんとも寂しい世の中になったとは思いませんか。

人と人とのつながりが弱くなると疾病率が上がる、という研究があります。そのとおりになってきていませんか?

慢性疼痛に限ったことではありませんが、病に取り組むということは、人生そのものや社会をより良い方向に改善していくこと、それが一番の近道なのではないでしょうか。

そうするにはやることが多すぎて思考が停止してしまいそうですが、子どもたちが大人になったときに、少しでも住みやすい世界であってほしいと思わずにはいられません。

そのためには医療関係者であるか患者さん側であるかなどは関係なく、毎日垂れ流される情報に右往左往することなく、主体性を持って自分で情報に触れ、吟味し選択して行動を起こし、少しずつでも自身を変えていく必要があると思います。

今後、世の中はますますビジネスの要素が強くなっていくことが想像できます。医療の世界でいえば、普通に生活するために支障がないことまで病気であるとでっちあげ、依存させてお金を吸い上げるシステムができあがりつつある気がしています。

このままでは20年の遅れはますます拡がるばかりです。だからこそ情報は吟味して選択していく必要があるのです。

だからといって社会や他人、自分が悪いという考え方をすると、ますます良くない方向に向かっていくことになります。社会や他人を変えようとするのではなく、今の環境に自分を適応させていくことも必要です。

今、目の前にある仕事や趣味に没頭したり、人とつながったり、新しい自分に変わっていくことです。そうすることで自分が好きになりますし、自己肯定感もできていきます。

まずは現在の、ありのままの自分を認め、自分に優しくなりましょう。それが結果として他人に優しくできるようになり、周りを笑顔にしていく、私はそう信じています。

過去を悔やまず、来てもいない未来を恐れることはありません。未来は「今」の連続、その先にあります。

ただ「今」を懸命に生き、素晴らしい人生にしていきましょう。

2019年　初夏

大嶋大輔

参考文献

『慢性痛はどこまで解明されたか』菅原努、中井吉英
『痛みのケア』熊澤孝朗
『痛みを知る』熊澤孝朗
『臨床医のための痛みのメカニズム』横田敏勝
『脳と痛み　痛みの神経生理学』横田敏勝
『疼痛学序説　痛みの意味を考える』横田敏勝訳
『腰痛』菊池臣一
『腰痛をめぐる常識のウソ』菊地臣一
『続・腰痛をめぐる常識のウソ』菊地臣一
『腰痛のナゼとナゾ』菊地臣一
『サーノ博士のヒーリング・バックペイン』J・E・サーノ、長谷川淳史
『心はなぜ腰痛を選ぶのか』J・E・サーノ、長谷川淳史
『腰痛は〈怒り〉である』長谷川淳史
『腰痛ガイドブック　根拠に基づく治療戦略』長谷川淳史
『急性腰痛と危険因子ガイド』長谷川淳史
『腰痛は終わる!』長谷川淳史
『トリガーポイントブロックで腰痛は治る!』加茂淳
『その腰・肩・ひざの痛み治療はまちがっている!　トリガーポイント療法で、ツライ痛みが解消する』加茂淳
『あなたの腰痛が治りにくい本当の理由』紺野慎一
『痛みの声を聴け』外須美夫
『痛みに悩んでいるあなたへ』外須美夫
『腰痛は脳の勘違いだった』戸澤洋二
『痛みと鎮痛の基礎知識　上・下』小山なつ
『肩・腰・ひざ……どうやっても治らなかった痛みが消える!』北原雅樹
『日本の腰痛　誤診確率80%』北原雅樹
『慢性痛は治ります!』北原雅樹
『病は口ぐせで治る!』原田文植
『人生を変える幸せの腰痛学校』伊藤かよこ
『痛み治療の人間学』永田勝太郎
『脳で治す腰痛DVDブック』NHKスペシャル取材班
『プラシーボの治癒力　心がつくる体内万能薬』ハワード・ブローディ
『心の潜在力プラシーボ効果』広瀬弘忠

『「セロトニン」健康法』有田秀穂、中川一郎

『食生活と身体の退化　先住民の伝統食と近代食　その身体への驚くべき影響』W・A・PRICE

『ヒトはおかしな肉食動物』高橋迪雄

『「代謝」がわかれば身体がわかる』大平万里

『鉄は魔法つかい』畠山重篤

『うつ消しごはん』藤川徳美

『うつ・パニックは「鉄」不足が原因だった』藤川徳美

『マンガでわかる　ココロの不調回復　食べてうつぬけ』奥平智之

『食事で治す心の病　Ⅰ・Ⅱ』大沢博

『貧血大国・日本』山本佳奈

『賢い皮膚』傳田光洋

『皮膚感覚と人間のこころ』傳田光洋

『皮膚は考える』傳田光洋

『第三の脳』傳田光洋

『驚きの皮膚』傳田光洋

『皮膚は「心」を持っていた!』山口創

『手の治癒力』山口創

『腸・皮膚・筋肉が心の不調を治す　身体はこんなに賢い!』山口創

『脳には妙なクセがある』池谷裕二

『スキンドライブシステム』新井洋次

『催眠療法の教科書』林貞年

『自己催眠・心を変える技術』林貞年

『潜在意識をコントロールする自己催眠術』林貞年

『誰でもできる催眠術の教科書』林貞年

『上位1%の成功者が独占する願望達成法』林貞年

『催眠術のかけ方』林貞年

『催眠誘導の極意』林貞年

『催眠術の極め方』林貞年

『スーパー・ベーシック催眠導入』林貞年

『催眠の科学　誤解と偏見を解く』成瀬悟策

『新版　実践自律訓練法――1日10分の練習で出来る!』佐々木雄二

『無意識はいつも正しい』クスドフトシ

『行動分析学入門――ヒトの行動の思いがけない理由』杉山尚子

『身体が「ノー」と言うとき　抑圧された感情の代価』ガボール・マテ

痛《いた》みの正体《しょうたい》を知れば、腰痛《ようつう》は治《なお》せる

2019年 7月15日　初版第1刷

著　者 ―――― 大嶋大輔《おおしまだいすけ》
発行者 ―――― 坂本桂一
発行所 ―――― 現代書林
〒162-0053　東京都新宿区原町3-61　桂ビル
TEL／代表　03(3205)8384
振替00140-7-42905
http://www.gendaishorin.co.jp/

ブックデザイン＋DTP ―― 吉崎広明（ベルソグラフィック）
カバー・章扉写真 ―― BigBlueStudio/Shutterstock.com
本文イラスト ―― 吉村亜希子
本文図版 ―― 本間公俊

印刷・製本　広研印刷㈱
乱丁・落丁本はお取り替えいたします。

定価はカバーに
表示してあります。

ISBN978-4-7745-1788-9 C0047